脑卒中防治健康教育实践指南

王雪梅　魏　珂　**主编**
施海彬　**主审**

东南大学出版社
SOUTHEAST UNIVERSITY PRESS
·南京·

图书在版编目（CIP）数据

脑卒中防治健康教育实践指南 / 王雪梅，魏珂主编.
南京 ： 东南大学出版社，2025. 1. -- ISBN 978-7
-5766-1876-1

Ⅰ. R743-62

中国国家版本馆CIP数据核字第20245MD852号

责任编辑:李　婧　　**责任校对**:子雪莲　　**封面设计**:余武莉　　**责任印制**:周荣虎

脑卒中防治健康教育实践指南

NAOCUZHONG FANGZHI JIANKANG JIAOYU SHIJIAN ZHINAN

主　　编:王雪梅　魏　珂

出版发行:东南大学出版社

出 版 人:白云飞

社　　址:南京四牌楼2号　　**邮　　编**:210096　　**电　　话**:025-83793330

网　　址:http://www.seupress.com

电子邮件:press@seupress.com

经　　销:全国各地新华书店

印　　刷:苏州市古得堡数码印刷有限公司

开　　本:787 mm×1092 mm　1/16

印　　张:11.25

字　　数:250千

版 印 次:2025年1月第1版　2025年1月第1次印刷

书　　号:ISBN 978-7-5766-1876-1

定　　价:48.00元

《脑卒中防治健康教育实践指南》
编写委员会

主　编　王雪梅　魏　珂

副主编　程　曦　蒋　雷　李梦芸　束　璇

主　审　施海彬（南京医科大学第一附属医院）

编　委（按姓名拼音为序）

蔡秀英（苏州大学附属第一医院）

陈媛媛（徐州医科大学附属医院）

程　曦（南京医科大学第一附属医院）

范红旗（南京医科大学第一附属医院）

冯英璞（河南省人民医院脑血管病医院）

高　飞（南京市急救中心）

何　斌（南京医科大学第一附属医院）

何　源（南京医科大学第一附属医院）

蒋　雷（南京医科大学第一附属医院）

李梦芸（南京医科大学第一附属医院）

李　勇（南京医科大学第一附属医院）

郦明芳（南京医科大学第一附属医院）

刘博巽（南京医科大学第一附属医院）

卢　姗（南京医科大学第一附属医院）

陆　晓（南京医科大学第一附属医院）

马　旺（南京医科大学第一附属医院）

孟殿怀（南京医科大学第一附属医院）

钱海兰（南通大学附属医院）

沈静慧（苏州大学附属第一医院）

沈小芳（南京大学医院附属鼓楼医院）

束　璇（南京医科大学第一附属医院）

孙　宁（徐州市第一人民医院）

孙　伟（南京医科大学第一附属医院）

谭雪红（徐州市第一人民医院）

王　翔（南京医科大学第一附属医院）

王雪梅（南京医科大学第一附属医院）

王　瑶（南京医科大学第一附属医院）

王　稚（苏州大学附属第一医院）

魏　珂（南京医科大学第一附属医院）

魏　强（南京市卫生健康委员会）

吴玲玲（南京医科大学第一附属医院）

易　萍（南通大学附属医院）

张恒莉（南京医科大学第一附属医院）

张小亮（南京医科大学第一附属医院）

张喆萍（连云港市第二人民医院）

郑　雯（徐州医科大学附属医院）

周秋敏（南京医科大学第一附属医院）

前　言

　　脑卒中又称脑血管意外或中风,是一组以脑组织缺血或出血性损伤引起的症状和体征为主要表现的急性脑血管疾病,具有发病率高、致残率高、死亡率高、复发率高和经济负担高的"五高"特点。最新全球疾病负担研究显示,我国总体卒中终生发病风险为39.9%,位居全球首位。卒中已成为我国居民第一位死亡原因。随着卒中单元和脑卒中急救绿色通道的建立,政府、医院和越来越多的医务工作者开始认识到早预防、早诊断和早治疗以及延续性护理对卒中患者的重要性,但当前大多数民众依然缺乏脑卒中防治相关知识,对脑卒中症状的识别能力很差,因此需要普及脑卒中防治健康教育,提高公众对脑卒中的认识水平。

　　《"健康中国2030"规划纲要》提出,健康中国的实现需要全方位的布局。脑卒中的防治需要疾控部门、医务人员、政府和媒体共同参与,通过传播和普及健康知识,实现脑卒中防治的整体联动。

　　本书是基于我国脑卒中防治的严峻形势和《"健康中国2030"规划纲要》的总体要求,由江苏省人民医院高级卒中心执行主任施海彬教授参与主审,由卒中心专科护士长王雪梅主任护师、卒中心办公室主任魏珂副研究员和急诊医学中心卒中急救专项组组长蒋雷副主任医师联手,组织强大的编委团队(包括江苏省及全国在脑卒中防治领域颇具建树的医院管理专家及医生、护士、脑心健康管理师,以及部分江苏省护理学会介入护理专委会委员),在充分循证的基础上编写而成的一部脑卒中防治健康教育实践指南。本书是一本非常实用的健康教育工具书,内容涉及脑卒中防治的基本概念,脑卒中的一、二、三级预防和脑卒中防治的信息化管理等,全面、严谨、科学,实用性强,尤其适用于各级医疗机构临床医护人员、脑心健康管理师和社区卫生健康工作者普及脑卒中防治知识和方法,对社会民众进行系统的健康教育。本书有助于施教者准备更加规范的宣讲材料,并可为其节约重复查找文献和证据的时间。本书中"脑卒中防治的信息化管理"部分的内容也有助于各级脑卒中防治康管机构的工作者建立脑卒中防治信息化管理的整体概念,并为其提供具体指导,值得各级脑卒中防治机构广泛使用和推广。

　　衷心感谢在本书编写过程中付出艰辛努力的各位编委、秘书,感谢东南大学出版社医学编辑团队给予的细心指导。由于编者水平有限、时间仓促,本书难免存在不足之处,请广大读者批评指正!

编者

2024年9月

目　　录

第一章　脑卒中防治概述

第一节　疾病概述

一、概念和分类

（一）概念

脑卒中又称脑血管意外、脑中风，是由脑组织缺血或出血性损伤导致的急性脑血管疾病，具有高发病率、高致残率、高致死率、高复发率及高经济负担等"五高"特点。

（二）分类

脑卒中可分为缺血性脑卒中和出血性脑卒中两种类型。

缺血性脑卒中又称脑梗死，是指由各种原因所致的脑部血液供应障碍，导致局部脑组织缺血、缺氧性坏死，从而出现相应神经功能缺损的临床综合征，是脑卒中最常见的类型，在我国约占全部脑卒中的 60%～80%。

出血性脑卒中包括脑出血和蛛网膜下腔出血。脑出血是指非外伤性脑实质内出血，在我国约占全部脑卒中的 20%～30%。脑出血的发病率低于脑梗死，但其致死率高于后者，急性期脑出血患者病死率为 30%～40%。蛛网膜下腔出血分为外伤性和自发性两类，其中自发性蛛网膜下腔出血又分为原发性和继发性两类。原发性蛛网膜下腔出血指脑底或脑表面血管病变破裂，血液流到蛛网膜下腔，约占急性脑卒中的 10%；继发性蛛网膜下腔出血指脑内血肿穿破脑组织，血液流入蛛网膜下腔。

本实践手册以缺血性脑卒中为例展开。

二、病因和危险因素

（一）病因

1. 脑血栓形成

（1）脑动脉粥样硬化。为脑血栓形成最常见和最基本的病因，常伴有高血压，且二者互为因果。糖尿病和高脂血症会加速脑动脉粥样硬化的进程。

（2）脑动脉炎。结缔组织疾病、细菌和钩端螺旋体等感染均可致脑动脉炎症，使管腔狭窄或闭塞。

（3）其他。包括真性红细胞增多症、血小板增多症、弥散性血管内凝血、脑淀粉样血管病、颅内外夹层动脉瘤等。尚有极少数病因不明者。

2. 脑栓塞。根据栓子的来源,分为三类:

(1)心源性脑栓塞。心源性栓子为脑栓塞最常见病因,约75%的心源性栓子栓塞于脑部。引起脑栓塞常见的心脏疾病有:① 心房颤动:是心源性脑栓塞最常见的病因。心房颤动时左心房收缩性降低,血流缓慢淤滞,易导致附壁血栓,栓子脱落随血流到达颅内引起栓塞。② 心脏瓣膜病:可影响血流动力学而导致附壁血栓形成。如二尖瓣脱垂,心脏收缩时脱垂的二尖瓣突入左心房,引起严重的血液反流,易导致附壁血栓形成。③ 感染性心内膜炎:心瓣膜上的炎性赘生物脱落导致栓塞,并可引起颅内感染。④ 心肌梗死:面积较大或合并慢性心力衰竭,可致血液循环淤滞形成附壁血栓。

(2)非心源性脑栓塞。心脏以外的栓子随血流进入颅内引起栓塞。常见原因有:① 动脉粥样硬化斑块脱落性栓塞:主动脉弓或颈动脉粥样硬化斑块脱落形成栓子,沿颈内动脉或椎-基底动脉进入颅内。② 脂肪栓塞:长骨骨折或手术后,脂肪栓子逸出进入血流。③ 空气栓塞:静脉穿刺、人工气腹等,气体进入血管形成栓塞。④ 癌栓塞:恶性肿瘤可浸润、破坏血管,瘤细胞进入血液形成癌栓。⑤ 感染性栓塞:败血症的菌栓或脓栓、寄生虫虫卵栓子等进入血管内可能导致栓塞,同时可导致感染随血流播散。

(3)来源不明脑栓塞。部分患者虽经先进的设备和方法进行检查,其体内仍查不到栓子的来源。

(二)危险因素

包括年龄、种族、遗传因素、高血压、糖尿病、血脂异常、心脏病、吸烟、酒精摄入、饮食、超重或肥胖、体力活动不足、心理因素等。除年龄、种族和遗传因素外,其他10项为可干预因素。对于我国人群,该10项危险因素与94.3%的脑卒中发生有关。

三、临床表现

以脑梗死为例。脑梗死通常在安静或睡眠时起病,局灶性体征多在发病后10余h或1~2 d达到高峰,临床表现取决于梗死灶的大小和部位。主要分为以下几种类型:

(一)颈内动脉闭塞

表现复杂,受侧支代偿及动脉狭窄程度影响大,可无症状,也可出现相应大脑前或中供血动脉受累表现。如累及眼动脉,可出现单眼一过性黑矇;如累及视网膜动脉,可出现永久性失明;如累及颈交感神经,可出现Horner综合征,即单侧瞳孔缩小、眼球内陷、上睑下垂和患侧面部无汗。

(二)大脑中动脉闭塞

表现受累及血管部位及侧支代偿情况影响的症状。如主干闭塞常表现为三偏征,即病灶对侧偏瘫、偏身感觉障碍、偏盲;优势半球受累可出现失语;非优势半球受累可出现体象障碍和意识障碍;皮质支闭塞可出现对侧偏瘫、失语、体象障碍、意识模糊等。

(三)大脑前动脉闭塞

可出现双下肢截瘫、二便失禁、运动性失语、面舌瘫等症状。

（四）椎-基底动脉系统动脉闭塞

症状较为复杂多样。其中，大脑后动脉闭塞主要因 Willis 环代偿功能不同而表现不同，如主干闭塞可出现对侧同向性偏盲、偏身感觉障碍，不伴偏瘫；椎动脉及基底动脉闭塞可能出现一系列综合征，如延髓背外侧综合征、闭锁综合征、基底动脉尖综合征，严重者可出现意识障碍、四肢瘫痪、眼肌麻痹、瞳孔缩小、高热等。

四、实验室检查和辅助检查

（一）血液检查

血液检查包括检查血常规、血糖、血脂、肾功能、凝血功能等。这些检查有助于发现引发脑梗死的危险因素，并对病因进行鉴别。

（二）影像学检查

可直观显示脑梗死的部位、范围、血管分布、有无出血、陈旧和新鲜梗死灶等，帮助临床判断组织缺血后的血管状况，是否可逆，以及血流动力学改变；帮助选择静脉溶栓和血管内治疗患者评估继发出血的危险程度。

1. 头颅 CT。是影像学最常用的检查。脑梗死发病 24 h 内一般无明显新发低密度影像学改变，24 h 后梗死区呈低密度影像。发病后尽快进行 CT 检查，有助于早期脑梗死与脑出血的鉴别。对于脑干和小脑梗死及较小梗死灶，CT 难以检出，但目前灌注及血管CT 成像提高了早期缺血性卒中的检出率。

2. 磁共振平扫（MRI）。与 CT 相比，此检查可以发现脑干梗死、小脑梗死及小灶梗死。功能性 MRI 如弥散加权成像（DWI）可以早期（发病 2 h 以内）显示缺血组织的部位、范围，甚至可显示皮质下、脑干和小脑的小梗死灶，诊断早期梗死的敏感性为 88%～100%，特异性达 95%～100%。

3. 血管造影（DSA 和 MRA）。可以发现血管狭窄、闭塞和其他血管病变，如动脉炎、动脉瘤和动静脉畸形等。其中 DSA 是脑血管病变检查的金标准，但因对人体有创且检查费用和技术条件要求高，临床不作为常规检查项目。

（三）经颅多普勒超声（TCD）

对评估颅内外血管狭窄、闭塞、痉挛或侧支循环建立的程度有帮助。应用于溶栓治疗的监测，对判断预后有参考意义。

五、我国脑卒中防控形势及意义

全球疾病负担研究显示，我国居民总体卒中终生发病风险为 39.9%，位居全球首位。而且随着生活水平的提高以及不良的生活习惯和饮食方式的流行，脑卒中发病年龄逐年下降，45 岁以下的青壮年脑卒中约占所有脑卒中的 10%～14%。2020 年在《中国卒中杂志》发表的《卒中临床诊疗和疾病管理核心数据元及定义专家共识》为卒中的临床诊疗、疾病管理和研究数据采集提供了一套标准化的章程，推动了医疗质量的持续改进。

目前，脑卒中已成为我国居民死亡的第一位原因。随着卒中单元和急救"绿色通道"及各级防治卒中中心、高级卒中中心等的建立，医务人员越来越多地认识到早期诊断和早期治疗对于卒中患者的重要性。但公众对于脑卒中相关症状的识别能力依然很差,缺乏脑卒中相关知识,因此需要普及脑卒中健康教育,提高公众对脑卒中的认识水平。降低卒中发病率的根本措施在于预防,《中国脑血管病一级预防指南2019》指出,早期改变人们的不良生活方式、积极防控诱发脑卒中的危险因素可以降低脑卒中发病率或推迟脑卒中发病年龄。因此需要加强对国民的健康教育,提高国民对脑卒中高危因素的知晓率,普及相关预防保健知识,使人们逐步自愿地改变影响健康的不良行为,从根本上降低脑卒中的发病率。

(一)流行情况

根据《中国脑卒中防治报告(2023)》,我国40岁及以上人群脑卒中现患人数达1242万,且发病人群年轻化。我国平均每10 s就有1人初发或复发脑卒中,每28 s就有1人因脑卒中离世;幸存者中,约75%留下后遗症、40%重度残疾,病患本人将承受极大的身心痛苦,病患家庭将因此蒙受巨大的经济损失。脑卒中的发病率和死亡率逐年上升。目前我国脑卒中流行情况存在以下特点。① 年龄:发病年轻化。② 性别:男性显著高于女性。③ 城乡:农村高于城市。④ 地区:北高南低,东高西低,中部突出。⑤ 其他:不同民族间脑卒中发病率存在差异。

(二)防控现状及意义

目前国内脑卒中防治体系建设已取得一定成效。区域卒中防治网络已经开展建设,全国新增开设了多家卒中基地医院,并设立了卒中急诊绿色通道;"脑卒中预防/筛查门诊"和"卒中随访门诊"不断增加;相关卒中临床科研项目数量不断增加;卒中中心建设成效明显。但我国脑卒中患病率仍在不断增长,因此在我国人群中开展脑卒中高危人群筛查和普及健康教育非常重要。

健康教育是医疗卫生事业的重要组成部分,是重要的疾病防控和公共卫生策略,也是实施健康中国战略的重要手段和方法。建立系统规范的脑卒中健康教育体系,提高公众对脑卒中的认知水平,控制卒中发病风险,降低卒中发病率、复发率、致死致残率等一系列举措符合健康中国战略的大方针。

第二节　健康教育规范

根据《"健康中国2030"规划纲要》要求,健康中国的实现需要全方位布局。我国脑卒中的防控工作需要疾控部门引领,同时需要临床医生、政策制定者和媒体承担相应的责任,向公众传播脑卒中健康知识,提升公众对脑卒中疾病的认识,使社会不同主体实现脑卒中健康防控的整体联动。近年的研究表明:农村及偏远地区的脑卒中患者死亡率从2009年起超过并持续高于城市水平,这与居民健康知识和技能水平以及快速提升的生活水平不相称、健康教育亟待提高等因素相关。要推进中国居民对脑卒中疾病的认识,做好防治工作,系统而全面的健康教育工作显得尤为重要。加强一级预防、二级预防等健康教育,对降低脑卒中发病率、病死率,提升居民整体健康状况具有积极意义。

一、健康教育需求评估

（一）需求评估

全面收集患者健康相关信息和内容，分析患者主要健康问题、健康危险因素以及可利用的资源，这一过程就是需求评估。需求评估是科学制订健康教育计划的前提，有助于指导健康教育工作。

健康教育需求评估常被称为健康教育诊断，是指在面对健康问题时，综合运用社会学、行为学、流行病学、卫生统计学等有关方法和技术，通过系统的调查、测量来收集各种与健康相关的事实与资料，并对这些资料进行整理、归纳、分析、推理和判断，从而确定或者推断其中与健康问题有关的行为或者影响因素，确定健康教育资源的可及性，为确定健康教育干预目标、策略和措施提供基本依据。健康教育需求评估是制订健康教育工作计划并实施和评价的前提。

评估的基本目的是收集数据信息，以确定在既定场所开展哪种干预是恰当的。要成功地开展评估，就必须制订评估计划，收集数据分析相关问题，确定问题优先级，并且形成评估报告。确定问题优先级时，评估人员还应整合现有资源，并对现有人财物进行合理综合判断之后才能开展。

健康教育需求评估主要从 5 个方面进行诊断评价，分别是社会诊断、流行病学诊断、行为和环境诊断、教育与生态学诊断以及管理与政策诊断。需求评估的具体方法包括文献综述、流行病学调查、社会学调查等。在脑卒中健康教育需求评估的过程中应考虑哪些群体是优先群体，以及优先群体中拥有重要需求的群体。

（二）收集健康相关信息

医务人员可通过了解目标人群的健康优势、风险因素和需求制订切实可行的、有针对性的健康教育干预和评估计划。要确定目标人群的主要健康问题以及影响因素（包括肥胖率，吸烟率，参加体育锻炼的比例，饮酒状况，高血压、高血脂、糖尿病等发病情况），确定目标人群（男性或女性、老年人或年轻人、城市居民或农民）、目标行为，确定行为干预的策略和方法，为制订健康教育计划、方案和策略提供依据。

（三）分析主要健康影响因素

影响健康的因素有很多，对于特定的人群，健康的决定因素可以分为两类：行为因素和非行为因素。行为因素主要是指生活方式，包括个体和群体与健康有关的行为；非行为因素包括遗传和生理因素，如性别、年龄、社会环境和社会特征。要根据目标人群的特点和当地条件，选择相对适合并具有较好的干预效果的行为因素和非行为因素开展工作。

在需求评估的基础上，健康教育人员可以识别需求及其需要改进的方面或领域，然后设计干预活动的框架，判断需求的干预效果，确定干预重点并提出工作建议。在总结评估结果之后，以不同的方式向患者及医务人员出具评估结果。

二、健康教育内容

健康教育是重要的心脑血管疾病的一级预防策略。脑卒中防治健康教育的内容主要包括以下几个方面:脑卒中的概念、危险因素、常见症状(识别要点)、现场(家庭)紧急处置、预防复发、康复训练等。

三、健康教育实施方法

脑卒中的健康教育方法主要包括通过健康信息传播、健康技能培训和行为干预等,提高脑卒中患者及高危人群的健康相关知识与技能,促进脑卒中患者及高危人群改变不良行为,一般分为教育策略、社会策略和环境策略三类。

(一) 教育策略

通常教育策略又可分为信息交流类、大众传播和人际传播策略、手段、技能培训类及组织方法类等。例如针对高危人群及脑卒中患者的教育策略为:① 大众传媒(广播、电视、报纸、网络等)宣传;② 传播材料(折页宣传单、墙报、标语、视频光盘等)宣传;③ 举办讲座、培训;④ 家庭签约医生等医务人员入户指导;⑤ 结合"世界脑卒中日"等世界卫生日开展社区活动、义诊咨询等;⑥ 同伴教育;⑦ 新媒体(包括微信公众号、抖音等各类新媒体)宣传。在确定教育策略的同时,要注意结合技能发展和个性化服务进行可行性与成本分析。

(二) 社会策略

通过社会倡导,让全社会都来关注脑卒中防治问题,营造良好的社会健康氛围,引导公众的健康理念和行为,发掘并充分利用已有的相关政策法规,同时注意促成新的健康相关政策的形成。例如:① 向有关部门提交脑卒中健康教育报告或做专题汇报;② 与当地媒体合作,形成社会关注;③ 请领导参加脑卒中健康教育会议、活动、现场考察等。

(三) 环境策略

改善脑卒中患者的生活环境、学习环境和工作环境,为目标人群的认知、态度和行为改变提供支持性环境。例如:① 对已有健康服务、设施进行完善和改造;② 增加健康服务内容、新建健康服务设施。

四、健康教育效果评价

(一) 评价内容

健康教育评价作为系统中收集、分析和表达资料的重要组成部分,贯穿健康教育过程的始终。由于健康教育评价与治疗效果本身密切相关,在评价设计中必须重点把握以下几个内容:① 项目所关注的问题与评价的目标确定了健康教育评估开展的范围。② 评价的标准,即评价执行的尺度。③ 资料收集的方法:只有明确资料收集的范围和方法,才能形成规范、有实践意义的评价。④ 评价结果的利用者及其期望者。

(二) 评价方法

评价的目的不同,其方法也有所不同。形成评价主要利用现有资料分析、小组访谈、个别访问等方式进行;过程评价可以利用脑卒中项目实施过程中数据通过督导方式开展;效果评价可利用同一人群的前后对照或者与其他人群的横向比较进行。健康教育评价可以通过定量和(或)定性的方法来完成。定量方法重在探讨数量关系,用数据来说明项目确立的必要性、执行过程的数量，以及产出的大小；定性方法重在探讨深层次的原因和评价质量。脑卒中患者的健康教育评价以效果评估为主，相关研究多集中于用统计学方法分析不同健康教育方式对脑卒中患者的效果。

（三）评价指标

评价指标因评价方式的不同而有所区别。形成评价的主要指标包括促进项目实施的因素、阻碍实施的因素、需要开发利用的新资源等；过程评价的指标主要包括项目活动执行率、活动覆盖率、干预有效指标数、目标人群满意度、经费执行率等；效果评价的主要指标与项目指标一致，包括行为形成率、知识知晓率等。脑卒中患者的健康教育评价的指标包括患者对脑卒中基本知识的掌握情况，不同病症对脑卒中的影响，不良习惯对脑卒中的影响，康复训练对脑卒中的治疗效果，患者对用药知识的掌握情况等。

第三节　脑卒中的早期识别

"时间就是大脑"——急性缺血性脑卒中强调早期识别、早期诊断、早期治疗的重要性，强调在"时间窗"内给予血管再通治疗，从而提高救治成功率，降低致残率、致死率。当前我国社区人群及院外急救医务人员普遍对急性脑卒中早期识别认识度低下，院前救治能力不足等原因导致了急性脑卒中救治延迟，救治效率不理想，形势严峻。因此应重视院前正确识别卒中，优化院前早期识别急救流程，提高救治效率，降低致残率和死亡率，改善预后，最终提高患者生存质量。

卒中最常见的早期征象包括以下几点：① 一侧肢体（伴或不伴面部）无力或麻木；② 一侧面部麻木或口角歪斜；③ 说话不清或理解语言困难；④ 双眼向一侧凝视；⑤ 一侧或双眼视力丧失或模糊；⑥ 眩晕伴呕吐；⑦ 既往少见的严重头痛、呕吐；⑧ 意识障碍或抽搐等。一旦患者突然出现以上的任一征象，应考虑卒中的可能。

研究表明院前现场急救人员正确识别卒中，将显著地缩短转运时间、发病至入院时间及入院至治疗时间。目前国际及国内已经有多个有效的院前卒中筛查工具，如辛辛那提院前卒中量表（CPSS）、洛杉矶院前卒中筛量表（LAPSS）、面臂语言实验（face arm speech test，FAST）、墨尔本急救车卒中筛检表（Melbourne ambulance stroke screen，MASS）、急诊室卒中识别评分量表（ROSIER）等，能够帮助院前急救人员现场准确快速地识别卒中患者。美国心脏协会（American Heart Association，AHA）推荐院前使用辛辛那提院前卒中量表或者洛杉矶院前卒中量表，而欧洲常用FAST，我国院前也适合使用以上三个量表。由于LAPSS量表有一定的局限性，在我国使用时一般去除年龄筛选项，以免漏诊年轻脑卒中患者。

现重点对常用的脑卒中早期简易识别量表和美国国立卫生研究院卒中量表（National Institute of Health stroke scale，NIHSS）评分进行介绍。

一、FAST 及相关评分

(一) FAST

FAST 是全世界应用最广泛的脑卒中识别工具,仅包括三个突发症状:口角歪斜、上肢无力和言语困难。如果三个体征中有一项突然发作,伴随视物缺失、共济失调、眩晕、不明原因剧烈头痛等症状,即考虑急性脑卒中的可能,应立即拨打急救电话。FAST 评分容易记忆、掌握及运用。研究显示,利用 FAST 能够确认 88.9% 的脑卒中患者,且识别缺血性脑卒中的效果优于出血性脑卒中(见表 1-1)。

表 1-1　FAST 评估表

部位	评价内容
面(face)	是否能够微笑? 是否感觉一侧面部乏力或者麻木?
臂(arm)	能顺利举起双手吗? 是否感觉一只手臂乏力或者根本无法抬起?
语言(speech)	能对答流利吗? 是否说话困难、语言含糊不清,或者难以理解对方的语言?
时间(time)	如果上述三项有一项存在,应分秒必争,立即拨打急救电话进行紧急救治。

(二) "中风 120"

2016 年国内学者提出了适合中国人群卒中快速识别的工具——"中风 120"。即:"1"指看一张脸:不对称,口角歪斜。"2"指查两只手臂:平行举起,单侧无力。"0"指聆听语言:言语不清,表达困难。如果有以上任何突发症状,应立刻拨打急救电话"120"。该策略简单明了、通俗易记,操作耗时短,有助于帮助我国公众迅速识别脑卒中以及即刻行动(就医)。

(三) G-FAST

最近研究在 FAST 基础上增加了凝视项,变成了凝视-面-臂-语言-时间(G-FAST)。研究结果表明,以 G-FAST≥4 分识别急性大血管闭塞性缺血性脑卒中(large vessel occlusion,LVO)的特异度甚至高于 NIHSS 评分≥14 分,且内容简单,易于操作。

(四) BE-FAST

由于 FAST 评分判断急性脑卒中灵敏度为 85%,且对后循环脑卒中的漏诊率约为 40%,近期学者又提出 BE-FAST 评分(见表 1-2)。研究表明它相比 FAST 评分能明显增加院前及院内急性脑卒中的检出率,尤其是后循环事件中的检出率,减少漏诊率。

表 1-2　BE-FAST 评分

部位	评价内容
"B"(balance)	平衡:平衡或协调能力丧失,突然出现行走困难
"E"(eyes)	眼睛:突发的视力变化,视物困难
"F"(face)	面部:面部不对称,口角歪斜
"A"(arms)	手臂:手臂突然出现无力感或麻木感,通常出现在身体一侧
"S"(speech)	语言:言语困难、理解困难
"T"(time)	时间:出现上述症状可能意味着出现卒中,须立即拨打"120"获得医疗救助

二、NIHSS

NIHSS 是一个有效、可靠的脑卒中症状评估工具。与一般的脑卒中评估工具相比，该表可以更全面地评估脑卒中的症状，同时也被广泛推荐用于初步筛选拟血管内治疗的患者。根据美国心脏协会（AHA）/美国麻醉医师协会（ASA）卒中血管内治疗指南，NIHSS 评分≥6 分是筛选血管内介入治疗患者的可选条件之一。然而由于 NIHSS 评分项目繁多、操作复杂、专科性强、耗时相对长、有一定的主观性（见表 1-3），并不适合院前常规推广及非神经科医师使用。

表 1-3　美国国立卫生研究院卒中量表

项目	评分标准
1a. 意识水平 即使不能全面评价（如气管插管、语言障碍、气管创伤及绷带包扎等），检查者也必须选择 1 个反应。只在患者对有害刺激无反应（不是反射）时才能记录 3 分	0　清醒，反应灵敏 1　嗜睡，轻微刺激能唤醒，可回答问题，执行指令 2　昏睡或反应迟钝，需反复刺激、强烈或疼痛刺激才有非刻板的反应 3　昏迷，仅有反射性活动或自发性反应或完全无反应、软瘫、无反射
1b. 意识水平提问 询问月份、年龄。仅对初次回答评分。失语和昏迷者不能理解问题记 2 分，因气管插管、气管创伤、严重构音障碍、语言障碍或其他任何原因（非失语所致）不能完成者记 1 分。可书面回答	0　两项均正确 1　一项正确 2　两项均不正确
1c. 意识水平指令 要求患者睁闭眼；非瘫痪手握拳、松开。若双手不能检查，用另一指令（伸舌）。仅对最初反应评分，有明确努力但未完成的也给分。若对指令无反应，用动作示意，然后记录评分。对创伤、截肢或其他生理缺陷者应予适当的指令	0　两项均正确 1　一项正确 2　两项均不正确
2. 凝视 只测试水平眼球运动。对随意或反射性眼球运动记分。若眼球偏斜能被随意或反射性活动纠正，记 1 分。若为孤立的周围性眼肌麻痹，记 1 分。对失语者，凝视是可以测试的。对眼球创伤、绷带包扎、目盲或有其他视力、视野障碍者，由检查者选择一种反射性运动来测试，确定眼球的联系，然后从一侧向另一侧运动	0　正常 1　部分凝视麻痹（单眼或双眼凝视异常，但无强迫凝视或完全凝视麻痹） 2　强迫凝视或完全凝视麻痹（不能被头眼反射克服）
3. 视野 若能看到侧面的手指，记录正常，若单眼盲或眼球摘除，检查另一只眼。明确的非对称盲（包括象限盲），记 1 分。若全盲（任何原因）记 3 分。若濒临死亡记 1 分，结果用于回答问题 11	0　无视野缺损 1　部分偏盲 2　完全偏盲 3　双侧偏盲（包括皮质盲）
4. 面瘫 通过言语指令或动作示意，要求患者示齿、扬眉和闭眼	0　正常 1　轻微（鼻唇沟变平、微笑时不对称） 2　部分（下面部完全或几乎完全瘫痪） 3　完全（单或双侧瘫痪，上下面部缺乏运动）

项目	评分标准
5. 上下肢运动 　　置肢体于合适的位置：坐位时上肢平举90°，仰卧时上抬45°，掌心向下，下肢卧位抬高30°，若上肢在10 s内、下肢在5 s内下落，记1~4分。对失语者用语言或动作鼓励，不用有害刺激。依次检查每个肢体，从非瘫痪侧上肢开始	上肢： 0　无下落，置肢体于90°(或45°)坚持10 s 1　能抬起但不能坚持10 s，下落时不撞击床或其他支持物 2　试图抵抗重力，但不能维持坐位90°或仰位45° 3　不能抵抗重力，肢体快速下落 4　无运动 9　截肢或关节融合，解释：5a=左上肢，5b=右上肢 下肢： 0　无下落，于要求位置坚持5 s 1　5 s末下落，不撞击床 2　5 s内下落到床上，可部分抵抗重力 3　立即下落到床上，不能抵抗重力 4　无运动 9　截肢或关节融合，解释：6a=左下肢，6b=右下肢
6. 肢体共济失调 　　目的是发现一侧小脑病变。检查时睁眼，若有视力障碍，应确保检查在无视野缺损的情况下进行。进行双侧指鼻试验、跟膝胫试验，共济失调与无力明显不呈比例时记分。若患者不能理解或肢体瘫痪不记分。盲人用伸展的上肢摸鼻。若为截肢或关节融合记9分，并解释	0　无共济失调 1　一个肢体有 2　两个肢体有，共济失调在：右上肢1=有，2=无 9　截肢或关节融合，解释：左上肢1=有，2=无 9　截肢或关节融合，解释：右上肢1=有，2=无 9　截肢或关节融合，解释：左下肢1=有，2=无 9　截肢或关节融合，解释：右下肢1=有，2=无
7. 感觉 　　检查对针刺的感觉和表情，或意识障碍及失语者对有害刺激的躲避。只对与脑卒中有关的感觉缺失评分。偏身感觉丧失者需要精确检查，应测试身体多处[上肢(不包括手)、下肢、躯干、面部]，确定有无偏身感觉缺失。严重或完全的感觉缺失记2分。昏睡或失语者记1或0分。脑干卒中双侧感觉缺失记2分。无反应或四肢瘫痪者记2分。昏迷患者(1a=3)记2分	0　正常 1　轻-中度感觉障碍(患者感觉针刺不尖锐或迟钝，或针刺感缺失但有触觉) 2　重度-完全感觉缺失(面、上肢、下肢无触觉)
8. 语言 　　命名、阅读测试。若视觉缺损干扰测试，可让患者识别放在手上的物品，重复和发音。气管插管者手写回答。昏迷记3分。给恍惚或不合作者选择一个记分，但3分仅给不能说话且不能执行任何指令者	0　正常 1　轻-中度失语：流利程度和理解能力部分下降，但表达无明显受限 2　严重失语，交流是通过患者破碎的语言表达，听者须推理、询问、猜测，交流困难 3　不能说话或者完全失语，无言语或听力理解能力
9. 构音障碍 　　读或重复表上的单词。若有严重的失语，评估自发语言时发音的清晰度。若因气管插管或其他物理障碍不能讲话，记9分。同时注明原因。不要告诉患者为什么做测试	0　正常 1　轻-中度，至少有些发音不清，虽有困难但能被理解 2　言语不清，不能被理解，但无失语或与失语不成比例，或失音 9　气管插管或其他物理障碍，解释：_____

续表

项目	评分标准
10. 忽视 　若患者严重视觉缺失影响双侧视觉的同时检查,皮肤刺激正常,记为正常。若失语,但确实表现为对双侧注意,记为正常。视空间忽视或疾病失认也可认为是异常的证据	0　正常 1　视、触、听、空间觉或个人的忽视,或对一种感觉的双侧同时刺激忽视 2　严重的偏侧忽视或一种以上的偏侧忽视,不认识自己的手,只能对一侧空间定位。

三、脑卒中早期识别其他量表

CPSS 是在 NIHSS 评分的基础上简化而来的一种评价方法。包含 3 项神经病学检查项目(口角歪斜、肢体无力、不能言语或言语不清等)。其中 1 项异常就表示脑卒中可能性 75%;若三项体征同时存在,脑卒中的可能性达 85%。该量表准确性高,耗时短,仅为 30~60 s。但是 CPSS 对一些疑似急性脑卒中而无法进行配合的情况(如失语、严重醉酒、中毒等)及其他非急性脑卒中原因的识别性不足,需要进一步判断。

LAPSS 由 Kidwell 等学者研制。20 世纪 90 年代美国即开始研究和应用 LAPSS 对脑卒中的筛查诊断。其主要的检测内容有三项查体、指尖血糖监测和病史查询。LAPSS 量表操作简便,检查项目较少,目的性强,在识别急性脑卒中的同时还能够排除高、低血糖,颅内感染,癫痫及偏瘫性偏头痛等疑似症状。LAPSS 需要急救人员排除非急性脑卒中患者,然而脑干或小脑病变的患者可能被漏诊。

除了 NIHSS 评分以外,卒中现场评估分诊量表(FAST - ED)、洛杉矶运动量表(the Los Angeles motor scale,LAMS)、动脉闭塞快速评估(rapid arterial occlusion evaluation scale,RACE)、三项内容卒中量表(3-item stroke scale,3I - SS)、院前急性卒中严重程度量表(prehospital acute stroke severity scale,PASS)等也可以评估卒中的严重程度,同时也可用于早期识别急性大血管闭塞性缺血性脑卒中。

第四节　急性脑卒中的急诊救治

一、院前急救

急性脑卒中的院前急救主要包括:早期卒中的有效识别、快速转运和现场处置。

(一) 早期卒中的有效识别

见第一章第三节。

(二) 快速转运

"时间就是大脑",急性缺血性脑卒中的再灌注治疗须争分夺秒,越早开通病变血管,患者获益越大。院前急救调度员根据呼救者对患者症状的描述,并结合前述的 CPSS 评估进行针对性问询,可迅速做出疑似卒中的判断,就近安排救护车接送患者。

卒中患者的转运应该就近转移,尽快到达有救治能力的卒中中心,缩短治疗延误。院前救护人员到达后,应现场快速评估患者脑卒中的可能性,若无法排除卒中则建议进一步评估大血管闭塞的可能性。若考虑大血管闭塞,同等情况下优先送至具备血管内治疗能力的卒中中心。具体转运决策应权衡患者的病情、路途时间、卒中中心的救治能力等。

(三) 现场处置

现场处置是卒中患者院前急救的重要步骤,除了保障患者安全转运,还能进一步明确卒中诊断,协助院内再通治疗的实施,并能排除某些非卒中患者(如低血糖症)。具体如下:

1. 询问病史:最重要的是明确发病时间,脑卒中发病时间是指患者出现卒中症状的时间或已知的患者最后正常时间(当为醒后卒中或因失语、意识障碍等原因无法准确获得症状出现时间时)。这将直接影响是否院内启动再通治疗,以及采用何种再通治疗方式的决策。

2. 检测血糖:低血糖患者会表现出类似于脑卒中的神志不清、言语含糊等症状,常会被当作疑似脑卒中送至医院。院前急救阶段给予血糖检测,一方面可以将某些低血糖患者排除出脑卒中,减少卒中转运资源的浪费;另一方面也可以尽早对此类患者输注葡萄糖液,降低因低血糖时间过长造成代谢性脑病的风险。

3. 气道保护和呼吸支持:对卒中患者,需及时清除呼吸道分泌物,保持气道通畅,尤其是意识障碍患者,容易发生误吸,必要时需建立人工气道并给予呼吸支持。通常给予吸氧以保证血氧饱和度在 94% 以上,但不建议给无低氧血症者吸氧。

4. 循环系统监测与血压控制:卒中早期是否应该立即降压及降压目标值等问题存在争议,一般认为急性期 24 h 内血压升高应谨慎处理,对收缩压≥220 mmHg 或舒张压≥120 mmHg,或伴有严重心功能不全、主动脉夹层、高血压脑病的患者可予降压治疗,并严密监测血压变化,避免血压急剧下降。对有低血压(指血压显著低于病前状态或收缩压＜120 mmHg)的疑似卒中患者,保持头位放平和使用等渗盐水可增加脑灌注。

二、院内急救

AHA/ASA 指南推荐,患者到达医院至开始静脉溶栓的时间(door-to-needle time,DNT)控制在 60 min 以内,澳大利亚墨尔本模式为 25 min,芬兰赫尔辛基模式为 20 min。我国有关卒中患者溶栓情况的研究发现,患者溶栓前在院内等待的平均时间远高于国际发达国家水平。因此需要溶栓绿色通道的各个环节密切配合,缩短 DNT。

(一) 卒中绿色通道的启动

急诊分诊护士对脑卒中患者要保持警觉,要善于使用卒中评估量表,可参照上一节提到的 CPSS。一旦判断就诊患者疑似急性脑卒中,应立即通知相关医师。经医师评估符合卒中绿色通道要求,则立即启动通道。实验室和影像学检查是急性缺血性脑卒中溶栓院内延误的重要因素。若初步诊断患者是急性缺血性脑卒中,并且在静脉溶栓时间窗内,立即开启绿色通道,开具相关实验室检查,如血常规、凝血功能、血糖、血生化检查,急诊头颅影像检查及心电图检查,溶栓治疗开始前必须取得血糖结果,其余检查无需等待结果即可先行溶栓。若院前急救人员未建立静脉通路及采血,则通知护士建立静脉通路,留置肘正中套管针并采血,采血完成后输注 250 mL 0.9% 氯化钠留置静脉通道。检验科、放射科及收费处对此类患者优先处理(见图 1-1)。

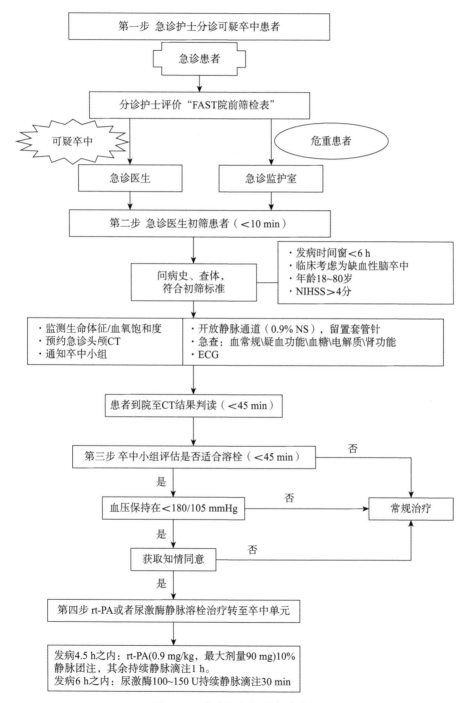

图 1-1 卒中绿色通道启动流程

（二）静脉溶栓

急诊静脉溶栓团队应包括：急诊一线医生、溶栓二线医生、护士、辅助人员。

1. 急诊一线医生的职责：卒中患者初筛、纳入绿色通道；通知溶栓二线医生和介入科会诊医生；通知护士开放静脉通道；开具头颅影像学检查；开具实验室化验检查（血常规、肝肾功能电解质、凝血功能、血糖、心肌标志物）；完成心电图检查。

2. 溶栓二线医生的职责：评估溶栓指征，不同时间段阿替普酶的溶栓适应证和禁忌证见表1-4和表1-5；和患方沟通，尽早获取溶栓的知情同意；头颅CT排除脑出血后，对符合要求的患者第一时间启动静脉溶栓（常用药物阿替普酶的用法：总量为0.9 mg/kg，其中10%先静脉推注，其余静脉滴注维持1 h，最大剂量不超过90 mg）；动态监测患者生命体征和神经功能，溶栓后协调患者入住卒中单元。

3. 护士的职责：识别疑似急性卒中的患者；开放静脉通道；备药溶栓；为无法进行正常缴费的患者办理欠费手续；日常管理、定期检查溶栓药物。

4. 辅助人员的职责：动态监测患者生命体征和评估其神经功能，填写"绿色通道"路径；协助疏导患者快速完善溶栓前的各项检查，特别是头颅影像检查。

表1-4　3 h内阿替普酶静脉溶栓适应证和禁忌证

适应证
1. 有急性缺血性脑卒中导致的神经功能缺损症状 2. 症状出现＜3 h 3. 年龄≥18岁 4. 患者或代理人签署知情同意书
禁忌证
1. 颅内出血 2. 既往颅内出血史 3. 近3个月有严重的颅脑外伤和脑卒中史 4. 颅内肿瘤或巨大颅内动脉瘤 5. 近期（3个月内）有颅内和椎管内手术 6. 近2周有大型外科手术 7. 近3周有消化道和泌尿道出血 8. 活动性内脏出血 9. 主动脉夹层 10. 近1周内在不易压迫止血的部位动脉穿刺 11. 血压升高：收缩压≥180 mmHg，或舒张压≥100 mmHg 12. 急性出血倾向：血小板＜100×10⁹/L或其他情况 13. 24 h内接受低分子量肝素治疗 14. 口服抗凝药且INR＞1.7或PT＞15 s 15. 目前正在使用凝血酶抑制剂或Xa因子抑制剂，或各种实验室检测异常（如APTT、INR、TT、血小板计数等） 16. 血糖＜2.8 mmol/L或＞22.2 mmol/L 17. 头颅CT提示大面积脑梗死（梗死面积大于1/3大脑中动脉供血区）

续表

相对禁忌证
下列情况需权衡溶栓利弊,谨慎决定是否溶栓: 1. 轻型非致残性卒中 2. 症状迅速改善的卒中 3. 惊厥发作后出现神经功能损伤(与此次卒中发生相关) 4. 颅外段颈部动脉夹层 5. 近2周内有严重外伤(未伤及头颅) 6. 近3个月内有心肌梗死史 7. 孕产妇 8. 痴呆 9. 既往疾病引起严重神经功能残疾 10. 未破裂且未经治疗的动静脉畸形、微小动脉瘤(<10 mm) 11. 少量脑内微出血 12. 使用违禁药物 13. 类卒中

表1-5 3～4.5 h内阿替普酶静脉溶栓适应证和禁忌证

适应证
1. 有急性缺血性脑卒中导致的神经功能缺损症状 2. 症状出现3～4.5 h 3. 年龄≥18岁 4. 患者或代理人签署知情同意书

禁忌证
同表1-4

相对禁忌证(在表1-4的基础上补充)
1. 使用抗凝药,INR≤1.7,PT≤15 s 2. 严重卒中(NIHSS>25分)

(三) 血管内介入治疗

若条件许可,建议进一步评估颅内血管状况,如进行CTA、CTP等高级影像检查。需注意的是,任何高级影像学评估都不能延误溶栓时间,建议在溶栓启动后进行颅内血管状况评估。有条件的卒中中心可以在CT排除出血后,于检查台上进行静脉溶栓,随后在同一检查台上进行高级影像学评估,做到CT-溶栓-CTA/CTP一站式检查治疗,减少溶栓时间的延误,并避免反复搬运患者。

神经介入医生接到急诊一线医生通知后,赶往卒中中心,无论卒中患者是否进行溶栓,须根据患者状况和CTA/CTP结果,做出是否进行血管内介入治疗的决定,并安排相关的手术事宜。急性卒中患者血管内介入治疗的适应证和禁忌证见表1-6。

表 1-6 急性脑卒中血管内介入治疗的适应证和禁忌证

适应证
1. 年龄≥18 岁
2. 前循环闭塞发病 6 h 内,推荐血管介入治疗;前循环闭塞发病在 6～24 h,经过严格的影像学筛选, 推荐血管介入治疗;后循环发病 24 h 内,可行血管介入治疗
3. CT 排除颅内出血、蛛网膜下腔出血
4. 急性缺血性脑卒中,影像学检查证实为大血管闭塞
5. 患者或代理人签署知情同意书
禁忌证
1. 若进行动脉溶栓,参考静脉溶栓的禁忌证
2. 活动性出血或有明显出血倾向
3. 严重心、肝、肾功能不全
4. 血糖<2.8 mmol/L 或>22.2 mmol/L
5. 药物无法控制的严重高血压

第五节　院内卒中

院内卒中(in-hospital stroke)是指非卒中原因住院患者在住院期间发生的中枢神经系统组织的急性梗死。其特点是症状识别困难,医疗复杂性高,临床预后差。据估计,此类人群占急性卒中的 4%～17%。院内卒中的发生会使 0.04%～0.06%的住院患者的病情复杂化,显著延长平均住院日,明显增加医疗费用,造成巨大的社会负担。据估计,美国每年发生 35 000 到 75 000 例院内卒中,患者终生直接和间接费用大约是 49 亿～105 亿美元。我国尚缺乏相关院内卒中大型流行病调查数据,但随着老龄化社会的来临,不健康生活方式的发展,我国目前的卒中负担仍处于增长状态。虽然院内卒中看似具备急救的有利条件,但事实上却因其合并其他疾病及不被充分认识,导致其识别及诊断的难度较大,易丧失最佳治疗时间,使者病情恶化。因此有必要提高和加强对院内卒中的认识和相关筛查,进行早期识别和救治的培训,避免其不良后果的发生。

一、病因及发病机制

院内卒中可以被认为是原疾病和共病的并发症,也被认为是住院期间治疗干预和停止保护治疗的医源性后果。发病机制可能是血管操作的直接并发症,由全身灌注不足引起的脑缺血,或由共病或手术引起的淤血和高凝引起的血栓栓塞。潜在的风险可能会因出血、不能口服药物或侵入性操作而导致抗血栓或抗凝治疗的停止而放大。住院患者可能会经历以上因素的任何组合,这可能有助于解释住院患者比社区患者中风的风险更高。手术的医源性并发症可导致手术期间意外结扎动脉、动脉剥离或因内源性或外源性血管操作造成斑块破裂和随后的血栓。院内卒中可能发生在心内膜炎血栓栓塞后,心律失常复律后,或心房颤动、心肌病或心肌梗死伴壁运动减退的结果。急性心肌梗死入院的患者中有百分之一会发生院内卒中而使病情复杂化。围手术期卒中值得特别注意,因为在院内卒中患者中有一半到三分之二与导管置入或手术相关。围手术期卒中的一个潜在风险与抗血栓治疗的终止有关,超过四分之一的院内卒中患者会出现这种情况。其中心脏手术患者是一个特别高危人群,可能是由于心律失常、低血压和评估与治疗所需的动脉操作的结合。据数据分析,可能是由于伴随恶性肿瘤的高凝状态使癌症患者中有较高的院内卒中发病率。炎症状态可促使斑块易损性,增加原位血栓形成的风险。住院期间被公认为是静脉血栓栓塞风险增加的时期。在某些情况下,静脉系统的血块会穿过心内分流,导致院内卒中。

综上,院内卒中的危险因素,包括发热、白细胞数增多、舒张压升高、血压不稳、脱水和心肌梗死史,其中一些可能反映了短暂的高凝状态伴随疾病导致住院。

二、高危人群及高危科室

院内卒中患者多分布于非神经专科,主要分布于心脏科。心内科及心血管外科的住院患者发生缺血性卒中的风险是其他科室的 10 倍,其原因是这些患者更容易罹患合并心脏疾病或进行过心血管介入手术(占比超过 50%)。在心脏外科手术中,院内卒中最常发生于接受了升主动脉修复、冠状动脉旁路移植术或起搏器置入/移除的介入治疗的患者。院内卒中原发病的疾病谱复杂,内科系统疾病约占 70%,包括白血病、系统性红斑狼疮、冠心病、淋巴瘤、肺癌、亚急性心内膜炎等多种疾病;而外科疾病相对少见,包括垂体瘤、颅咽管瘤、颅脑外伤、股骨颈骨折等。

三、识别

对于院内卒中,有研究显示多为安静状态发病,首发症状以意识障碍及肢体乏力最为常见。目前针对急性卒中的识别多是针对院外卒中设计的,其目标是识别局灶性神经缺损症状(包括面部、手臂、腿部或急性视力改变)、失语症、构音障碍、共济失调、眩晕、意识突然改变(包括意识水平下降和意识短暂丧失)、急性混乱状态或头痛。但对于住院患者,这种量表的作用可能是有限的,因为患者在住院治疗期间多合并了其他疾病,使得对局灶性神经功能缺损的识别具有挑战性。

国内一项关于院内卒中首发临床症状的研究显示,约 56% 患者出现肢体乏力,32.6% 患者以不同程度意识障碍起病,其次为头晕、构音障碍、言语障碍、精神症状等。这与患者病灶累及的部位和严重性相关。一般来说,卒中的严重程度越高,越容易被发现。

国外一项大型院内卒中的研究表明,院内最常出现卒中的科室是心内科或心血管外科,而在卒中专业知识最高的神经内科较少有患者出现院内卒中。三分之二的院内卒中是在症状出现时被发现的,而第一发现人多是护士。因此一些适于院内卒中的识别量表需要被进一步开发。如果患者在发病后 6 h 内出现以下任何新症状或体征即可以启动卒中预警,包括:① 面部、手臂或腿部无力或麻木;② 说话或理解困难;③ 视力改变;④ 头晕、眩晕、步态障碍或跌倒;⑤ 突发的剧烈头痛。当然这种高效识别的前提是定期的卒中相关教育、培训,并进行模拟演练,其中对于一些高危非神经相关科室尤需重视。

四、治疗原则

院内卒中紧急治疗的基本原则与非院内发病卒中相同,治疗依赖于快速评估以排除卒中模拟病(stroke mimics),评估禁忌证,及时给予溶栓和其他血管开通治疗。研究表明院内卒中的静脉溶栓治疗率显著低于非院内卒中患者。其原因在于两个显著差异,即较多院内卒中患者存在溶栓禁忌证;院内卒中的评估和治疗时间有明显的延迟。既往国内外多数医院的经验是院内卒中由护士或家属识别卒中症状,随后呼叫本科室值班医师,由值班医师进一步判断病情并呼叫神经科总值班医师会诊,确认卒中症状并指导完善头颅CT,明确缺血性卒中诊断后,经评估再灌注治疗的适应证、禁忌证及选择治疗方法。这一系列复杂的程序导致院内卒中从发病到溶栓/取栓的时间显著延迟,再灌注治疗率低。

对于静脉溶栓有禁忌的患者,血管内治疗可能是其另一种选择,越来越多的证据支持动脉内溶栓和机械取栓,但目前尚缺乏大型临床随机对照研究对于院内卒中治疗方式的选择研究。

五、预后

因为其他疾病或手术而发生卒中的患者比没有其他严重医疗问题的卒中患者要面临更大的康复障碍,患者的健康和机能遭受了两次"打击":住院的最初原因,以及院内卒中的并发症。更高的卒中严重程度和更大的共病负担导致院内卒中患者的预后更差。有研究表明,院内卒中患者住院时间更长,经改良 Rankin 评分后可从医院直接回家的可能性减少了一半。总的来说,45%~61%的院内卒中患者在出院时有中度至重度残疾,而在非院内发病的卒中患者中这一比例为 25%~36%。目前缺乏对院内卒中患者功能预后的长期研究。

多种因素可导致院内缺血性卒中患者预后不良,包括:合并多种基础疾病;发病前的器官功能状态差;栓塞性卒中较多,梗死面积较大;急性期再灌注治疗的比例低等。值得注意的是,在血管内治疗时代前,院内卒中患者接受静脉溶栓的治疗率显著低于非院内卒中患者,主要原因是较多院内卒中患者存在溶栓禁忌证、识别和影像检查延迟等。在血管内治疗时代到来以后,院内卒中患者可获得更多再灌注治疗的机会,但与社区卒中比较,血管内治疗的时间仍明显延迟,而且预后也更差。

六、质量改进

(一) 建立反应小组

对疑似院内脑卒中患者进行专业知识集中和快速评估的有效手段是建立一个对住院脑卒中警报做出反应的团队。医院卒中反应系统的有效性主要取决于医院工作人员是否对卒中体征和症状有充分的认识和识别能力,以便启动院内卒中风险警报。需要注意的是任何工作人员都应能直接触发警报,可以通过一个警报号码提供一种简单的机制来激活应急小组,急性卒中住院患者治疗小组已被证明可以减少院内处理的延误。

当一个普通医学快速反应小组被用于院内卒中警报时,额外的针对卒中的快速反应小组成员必须也要同样经受必要的重复训练。由于卒中症状和许多卒中模拟病的症状之间存在相当多的重叠,因此对潜在的卒中做出快速反应的同时,其中必然会导致一些错误警报的触发,因此院内卒中的非卒中诊断的报警率较高。这与院内医护人员的意识和卒中识别能力有很大的相关。在非卒中诊断中,住院患者卒中警报的 5 个最常见病因包括癫痫发作、全身灌注不足、谵妄、药物作用和代谢紊乱。

(二)优化响应速度

对于急诊室和住院之间反应时间有差距的医院,快速反应小组的成立已被证明可以减少住院评估的延误。减少评估和治疗时间的努力必须是多方面的,包括组建一个多学科团队、制定院内卒中的流程图。具体到该流程中涉及的每个人,如一线护理人员、卒中反应小组成员、神经科医师、影像科和药剂科工作人员,应及时响应并随时补充在该警报处理过程中的直接观察。精益原则应被应用于流程改进以提高效率。可以通过清晰地描述角色、职责以及标准化响应步骤来提高响应和处置速度。例如,创建由卒中反应小组携带的口袋卡,并在患者到达时提供给护士,这些口袋卡准确地列出了需要采取哪些步骤、以什么顺序以及由谁来执行。沟通步骤应明确写明联系谁、何时联系、如何联系。通过继续教育活动对院内工作人员进行关于卒中的体征和症状以及新改进的反应系统的不断强化训练。在每次触发院内卒中警报后,应通过对参与者和系统性能的分析,实时反馈给参与者,促进警报系统进一步地完善和改进。同时可以通过质量控制改进会议的方式,分析时间节点,不断优化院内卒中响应及处理流程,提高院内卒中患者的救治效能。

第六节 院前医疗急救系统

一、院前医疗急救的定义

为加强院前医疗急救管理,规范院前医疗急救行为,提高院前医疗急救服务水平,根据《执业医师法》《医疗机构管理条例》《护士条例》等法律法规,国家卫计委于 2013 年制定了《院前医疗急救管理办法》。该办法所称院前医疗急救,是指由急救中心(站)和承担院前医疗急救任务的网络医院(以下简称急救网络医院)按照统一指挥调度,在患者送达医疗机构救治前,在医疗机构外开展的以现场抢救、转运途中紧急救治以及监护为主的医疗活动。

二、院前医疗急救的模式

我国院前医疗急救机构于 20 世纪 50 年代成立,常称为急救中心或紧急救援中心,没有统一的体制,现主要有六种运行模式:

独立型模式:是指急救中心的管理和运行完全单独且具有法人资质的机构,财务独立核算,从受理急救电话到患者送达医院均由急救中心负责,如北京市、上海市、武汉市、天津市、昆明市急救中心。

依托型模式:从管理体制上讲,急救中心属于一个独立机构,但设在医院内,部分急救人员、救护车、急救设备和经费支出靠医院解决,由政府和医院共同投入解决中心的运行成本,如重庆市急救中心。

依附型模式:不作为一个独立机构,不但设在医院内,而且急救人员、救护车、急救设备和经费支出全部靠医院解决,属于医院的一个部门。县级急救站往往是依附型模式。

指挥型模式:急救中心是一个具有独立法人的机构,但承担的职能仅仅是受理急救电话,调度指挥其他医院的救护车和人员到现场进行急救,如广州市、深圳市、成都市急救中心。

另外还有联动型急救模式与消防联合型急救模式等。

三、卒中院前急救

脑卒中的救治可分为三个阶段:发病—呼救、呼救—到院、到院—救治,院前急救涵盖前两个阶段。院前延误是导致缺血性脑卒中患者不能在时间窗内接受溶栓治疗的重要原因之一。相关研究显示,我国在发病 3 h 内能达到急诊的缺血性脑卒中患者仅占 21.5%。因此,做好卒中的院前急救对提高患者生存率具有重要意义。

为了进一步提高脑卒中院前急救的整体水平、规范院前急救工作,国家卫生健康委脑卒中防治专家委员会参考国内外的成功经验,结合我国国情与脑卒中救治现状,编写了《脑卒中院前急救诊疗指导规范》,规范的主要推荐意见如下:

(一)院前教育

1. 针对公众

(1)加强公众对卒中认识的教育。

(2)推荐患者及家属使用快速卒中识别工具,如"中风120"。

(3)推荐患者及家属通过紧急医疗救护服务入院。

(4)建议院前急救人员参与到针对公众的卒中科普教育中。

2. 针对急救响应

(1)推荐调度员使用标准化工具如 CPSS 等快速识别卒中患者,加快紧急医疗救护服务的反应。

(2)一旦考虑疑似卒中,应该采用最高优先级派遣符合卒中急救要求的救护车。

(3)在急救车到达现场前,调度员可以通过电话指导患者(家属或看护人员)进行简单的自救。

(4)建议根据当地情况,尽可能详细地设定快速的卒中反应目标时间,并定期对时间点遵循情况进行质控。

(二)现场评估

1. 推荐急救人员对疑似卒中患者所在的环境进行评估,应保证现场处置处于安全的地点。

2. 推荐急救人员迅速检查患者的心跳、呼吸。若呼吸、心搏骤停,则立即进行心肺复苏;若不存在呼吸、心搏骤停,则迅速完成生命体征的测量,包括血压、脉搏、呼吸、氧饱和度以及血糖等。

3. 推荐应用卒中评估量表如 CPSS、LAPSS 或 FAST 来迅速有效地识别急性缺血性脑卒中,应用 G-FAST、卒中现场评估和分类转运评分(FAST-ED)等来识别大血管闭塞性缺血性卒中患者。

4. 迅速获取患者的发病时间,询问患者发病时的症状、体征及可能的发病原因等,同时需要快速获取其他病史:包括用药史(精神类药物、降糖药、降压药、抗凝抗血小板药物等)、手术史、过敏史、既往病史(癫痫、脑卒中、TIA、糖尿病、高血压、高脂血症、房颤等)。

5. 推荐对院前急救人员定期进行专项培训,提高其识别的速度和准确度。

(三) 现场处置

1. 必须评估血糖,当患者血糖低于 70 mg/dL(3.9 mmol/L)时,推荐使用葡萄糖治疗。

2. 推荐在院前及发病 24 h 内使用心电监护,心电图检查亦有必要。

3. 缺血性脑卒中后 24 h 内血压升高的患者应谨慎处理,推荐根据卒中亚型及其合并症而定,避免过度降低血压;对有低血压(指血压显著低于病前状态或收缩压<120 mmHg)的疑似卒中患者,给予平卧位或者适当给予补充生理盐水。

4. 对颅内压增高的患者应降低颅内压,避免扩张血管。

5. 推荐对可以耐受平躺且无低氧的患者取仰卧位,对有气道阻塞或误吸风险及怀疑颅内压增高的患者,建议床头抬高 15°~30°。

6. 推荐上车后给予鼻导管吸氧,必要时给予面罩吸氧并保持患者血氧饱和度超过 94%。

7. 推荐对没有补液禁忌的低血压患者适当输注生理盐水。

8. 不妨碍转运的前提下可提前放置留置针。

9. 在有条件的救护车上可以提前采集患者的血样,完善部分检测(比如长期口服华法林的患者检测 INR 值)。对于装备车载 CT 的救护车,可以及时完成头颅 CT 的检查,排除颅内出血。

10. 避免因院前急救而延误转运,院前急救措施可在转运途中完成。

(四) 转运

1. 建议构建区域卒中中心网络,制作卒中急救地图。

2. 推荐将疑似卒中患者在最短时间内送至最近的具有卒中救治资质的卒中中心。

3. 疑似大血管闭塞性缺血性卒中的患者直接转运至有血管内治疗能力的中心可能是合理的,尤其是发病时间 24 h 内,且存在溶栓禁忌的患者。

4. 对疑似卒中患者做出评估和适当处置后,危及生命的情况得到初步控制,即可以开始转运患者。转运途中应严密观察患者生命体征、意识等,持续做好护理措施。

5. 推荐在途中开始进行卒中救治的宣教,推荐采用视频宣教的方式。

(五) 衔接

1. 提前预警目的医院,急救中心与各级卒中中心应建立密切的信息沟通渠道,院前通过车载信息系统、手机 APP 及电话等及时将疑似卒中患者相关信息传送至目的医院。

2. 院方卒中团队提前做好接车准备,提前启动院内绿色通道;有条件的单位应及时将院内救治信息反馈给紧急医疗救护服务人员。

第七节　卒中急救地图的应用

一、概念和背景

卒中急救地图是由政府卫生行政部门主导,由医院提供技术支持的卒中救治网,该地图由覆盖各区的定点医院和"120"急救串联而成,对患者进行实时的时空定位,其推广过程也促进了血管再通治疗的宣教。2016 年 11 月深圳率先提出并建立了区域的"卒中急救地图"(溶栓地图)。自首张卒中急救地图发布以来,其高效性和实用性得到了广泛的认可,并已推广至全国多个城市。截至 2022 年 11 月,在中国卒中急救地图平台中已有 28 个省(市、区)的 208 个城市发布了卒中急救地图(溶栓地图),近 3 000 家医疗机构成为中国卒中急救地图医院网络。

卒中急救地图弥补了公众对卒中认知的不足,可让群众、紧急医疗服务(EMS)人员快速了解区域内各医院的卒中救治能力,减少院前延误,让更多患者在时间窗内到达医院。新近的一些国内外研究发现,卒中急救地图可显著减少 DNT,提高血管再通率。以卒中急救地图为基础的卒中急救地图体系,推动了我国区域脑卒中防治网络体系的构建。目前,卒中急救地图体系仍在不断完善中,尽管已备受公众和医学界认可,但是其科学性尚需更多证据的支持,以助其不断完善,并在我国乃至国际上推广。

国家卫生健康委脑卒中防治工程委员会(国家卫健委脑防委)在上述背景下,于 2017 年正式启动了"中国卒中急救地图建设"工作,"中国卒中急救地图"是按照统一规划、统一标准、统一管理、统一平台的原则贯彻实施,提升急救地图医院的急性脑卒中救治能力,逐步建立起以患者为中心的区域一体化卒中救治网络的项目。该地图加强了防治体系建设及科普宣教,推动了卒中专病分级诊疗,加强了院前急救与医疗机构急诊的衔接,打造了区域"脑卒中黄金 1 小时救治圈"。在继续深入开展各级卒中中心建设的基础上,积极推进卒中分级诊疗,逐步建立以急救系统为纽带,由各级卒中中心为主体,统一管理的区域脑卒中防治急救工作网络体系。

二、意义

开展卒中急救地图行动的获益是巨大的。地图整合了卫生行政职能部门的管理与资源、行业协会组织的技术和知识的培训能力、急救中心和 120 的院前精准快速转运能力、医疗机构的救治能力,完善现有的"百城百图",升华其内涵,有效利用地图功能,成功打造"脑卒中黄金 1 小时黄金救治圈",减少我国脑卒中致死致残率,改善患者生活质量,实现政府、行业协会组织、急救中心和 120、医疗机构和民众的多方共赢。① 政府方面:有助于分级诊疗政策的落实执行,营造良好的医患氛围,减轻全民疾病治疗的社会经济负担,帮助急病诊疗标准模式向全国推广,医疗机构获得更多参与多中心研究的机会,提升卒中管理质量。② 患者方面:减少发病到救治时间延误,得到及早救治,有效降低脑卒中患者死亡率和致残率,改善患者生活质量,减轻经济负担。

三、卒中急救地图医院的标准和条件

取得国家卫健委脑防委授予的各级卒中中心或满足下述条件的申报单位:

1. 二级或三级综合医院或相关专科医院,设有急诊医学科、神经内科、神经外科、重症医学科、麻醉科、医学影像科(有神经影像学组)、医学检验科(具有急诊检验)、康复医学科等与急性卒中诊疗相关的科室。

2. 设有 24 h/7 d 值班的脑卒中小组,包括神经内科医师、神经外科医师、急诊科医师、专科护士等。

3. 在急诊科设卒中患者留观室,设置抢救室:配备卒中救治急诊包,配备所需检查工具、评估表格及必要药物,如降压药物。在急诊包里/急诊药局配备高效溶栓药物(rt - PA 或尿激酶)。

4. 能进行静脉溶栓,DNT 平均时间应短于 60 min;需要介入取栓等桥接治疗的患者,因各种原因在静脉溶栓结束后不能实施血管内治疗的,需在 30 min 内转出至能开展血管内介入手术的医院。

5. 对开展桥接治疗的患者,需由神经内外科医师共同评估,对下级医院转诊需桥接治疗的患者开辟绿色通道。

6. 卒中急救病历要按照急诊病历书写管理有关规定,采用标准的卒中急救病历,应用专用卒中急救 APP 进行诊疗数据采集,明确救治各时间节点,并结合专科特点,开展卒中急救病历信息化建设;建立专人负责的卒中诊疗与高危筛查数据、诊后随访数据等信息统计、分析系统,并能与国家卫健委脑防委卒中防治专病数据库平台直接对接,以规范卒中诊疗,加强临床质量控制,提高医疗质量和效率。

四、卒中急救地图医院的管理

1. 设立急性脑卒中医疗救治绿色通道及制度,医院急性脑卒中医疗救治领导小组组长由院长或主管院长担任,相关科主任和护士长担任质量和安全的责任人。

2. 设有健全的脑卒中管理制度和责任制度;建立完整的急性卒中救治工作流程;设有急性脑卒中溶栓和/或介入手术登记本;保存健全的溶栓和介入手术知情同意书、报告档案。

3. 设有急性卒中病例数据库,能够进行急性卒中病例登记,建立健全完善的患者诊后随访资料,并能够直接对接国家卫健委脑防委脑卒中防治专病数据库、区域卒中专病数据库等实现信息互通,提供必要的诊疗数据,为全国及区域脑卒中防治的工作规划、资源配置优化以及临床质量持续改进等提供数据支持。

4. 由专人负责,加强卒中患者的随访、健康宣教,加强相关诊疗信息的登记、统计与分析。

5. 成立城市脑血管病办公室,建设城市脑卒中临床救治网络。

五、卒中急救地图建设应用需注意的问题

1. 卒中急救地图建设应注意合理布局,做到区域内所有急性脑卒中患者 1 h 内至少可以到达 1 所地图医院,打造区域急性缺血性脑血管病"静脉溶栓 4.5 h,动脉溶栓 6 h"的黄金时间窗内联合救治网络(部分偏远地区可适当放宽要求)。

2. 由当地卫生健康行政部门或医疗机构与交管部门商定,采取相关措施,保障卒中急救车辆在道路上的畅通,不让急救车"梗阻"在救治途中;所有地图医院需在急诊门前划出专用的停车位置,保证 120 救护车能便捷停车。

3. 中国卒中急救地图平台应为民众提供简单的卒中评估办法和卒中救治知识,不断提升广大民众对于卒中症状的早期识别,减少发病到决定送往医院救治期间的时间延误。为患者及家属提供周边最近的、具有卒中急救能力的医疗机构信息,包括地图医院地理位置、卒中中心认证情况、急诊治疗能力(溶栓、介入)、急诊值班电话等;为患者推荐距离最近的卒中中心、最快到达路径并预计所需时间,方便患者、家属以及急救人员协商做出决策。

4. 完善卒中急救地图 APP 功能:APP 应包括 120 急救系统(院前)和急诊绿色通道系统(院内)两个模块,并将两个模块无缝对接,主要功能应包括院前接诊转运、转运预通知、院内接诊治疗和流程质量控制四个方面。通过院前 120 收集的相关信息开展分诊,确保患者能及时转运至具备救治能力的医院。目标医院在接收到相关信息后可提前完成相关准备,并在救治过程中应用 APP 记录各项时间节点,完成全流程的质量控制。

5. 区域卒中急救地图须由当地卫生健康委组织 120 急救中心、区域内各级卒中中心及符合资质医疗机构联合开展。各级单位需加强组织管理,确保卒中急救地图运行良好。

(1)明确各参与单位的工作要求、分工和职责。

(2)建立区域内及单位内部定期质控会议和培训制度。

(3)各医疗机构应制定相关政策,保障团队成员各项权利,提升工作效率。

(4)推广应用统一的国家卒中急救地图管理平台及 APP,并以平台为抓手,对区域地图整体及各医疗机构工作进行管理和质控。

(5)加强对民众脑卒中救治知识和急救地图功能的宣传及教育工作,提高地图的使用频次和利用效率。

6. 中国卒中急救地图建设工作应由国家卫健委脑防委统一管理,在各地政府的指导和政策支持下,由地市级卫生健康委协调组织区域内具有急性脑卒中救治能力的医院、院前急救系统、健康宣教机构等共同开展。

第二章　脑卒中的一级预防

第一节　脑卒中高危人群筛查与干预

脑卒中高危人群筛查和干预是"加强脑卒中防治工作,减少百万新发残疾工程"的重要组成部分。

一、脑卒中高危人群筛查

为贯彻落实《"健康中国 2030"规划纲要》,进一步加强脑卒中综合防治工作,降低脑卒中危害,保障人民群众健康权益,国家卫生计生委、国家中医药管理局于 2016 年 12 月制定了《脑卒中综合防治工作方案》。该方案提出"预防为主,防治结合"的原则,标志着脑卒中的防治工作已经由疾病治疗向健康管理领域转变:通过开展脑卒中高危因素相关知识的宣传教育,组织人群筛查体检、风险分级,按计划规范随访干预等工作,提高公众对脑卒中危险因素的认识,实现脑卒中高危人群筛查、规范化诊疗和随访的全流程管理。

中华医学会神经病学分会脑血管病学组在《中国脑血管病一级预防指南 2019》中强调,对脑卒中高危人群进行筛查有助于高危人群从干预治疗中获益。因此,脑卒中高危人群的筛查是脑卒中早防早治的最有效方法,对于减轻我国脑卒中疾病负担尤为重要。

脑卒中高危人群筛查有助于识别卒中高危人群,建立个体化预防策略,通过控制危险因素及干预治疗,降低患病风险,使民众获益。目前,国内外已经建立一系列卒中风险评估工具,例如 Framingham 卒中风险评估量表(FSP)、China-PAR 风险预测模型等。国家卫生健康委百万减残工程专家委员会综合各项指标,提出了基于"8+2"项脑卒中危险因素的脑卒中风险评估模型。

(一)筛查对象和筛查内容

脑卒中高危人群筛查一般选择 40 周岁以上人群作为筛查对象,但随着脑卒中年轻化的趋势,应逐渐将 18～39 岁人群纳入筛查队列。

(二)脑卒中风险评估分级判定

高危人群:具有高血压、血脂异常、糖尿病、房颤或瓣膜性心脏病、吸烟史、肥胖、缺乏运动、脑卒中家族史等 8 项脑卒中危险因素中的 3 项及以上者,或既往有 TIA 史、脑卒中史者均评定为脑卒中高危人群。

中危人群:具有 3 项以下危险因素,但患有高血压、糖尿病、心房颤动或瓣膜性心脏病三种慢性病之一者,评定为脑卒中中危人群。

低危人群:具有 3 项以下危险因素且无高血压、糖尿病、心房颤动或瓣膜性心脏病等慢性病患者为脑卒中低危人群。

(三)"8+2"危险因素判定标准

"8+2"项脑卒中危险因素:"8"指高血压、房颤或瓣膜性心脏病、吸烟、血脂异常、糖尿病、很少进行体育锻炼、肥胖及有脑卒中家族史;"2"指既往脑卒中病史和既往 TIA 史。

1. 高血压

(1)诊断标准:目前主要有诊室血压、动态血压 2 种方法。

① 在未使用抗高血压药物的前提下,测量非同日血压 3 次,收缩压(SBP)≥140 mmHg 和/或舒张压(DBP)≥90 mmHg,即可诊断为高血压。对于既往有高血压病史,目前正在使用降压药物的患者,即使血压低于 140/90 mmHg,也应诊断为高血压。SBP≥140 mmHg 且 DBP<90 mmHg 定义为单纯性收缩期高血压。收缩压<140 mmHg 且舒张压≥90 mmHg 定义为单纯性舒张期高血压。

② 通过动态血压诊断高血压的标准是 24 h 平均血压≥130/80 mmHg,白天平均血压≥135/85 mmHg,夜间平均血压≥120/70 mmHg。

(2)判定要点

① 由二级及以上医院诊断。

② 已确诊高血压病史的,需要询问病史多少年,是否规律口服药物,口服哪些药物,最高血压达到多少,平时血压能控制在多少。

③ 否认高血压病史的,建议追问是否测量过血压,在何处进行测量,血压具体数值,以进一步准确判断有无高血压病史。

2. 糖尿病

(1)诊断标准

① 有糖尿病症状,伴有空腹血糖≥7.0 mmol/L(126 mg/dL)或非空腹时间血糖>11.0 mmol/L。

② 如果无典型糖尿病症状,至少两次空腹血糖≥7.0 mmol/L 或非空腹时间血糖>11.0 mmol/L。

③ 口服 75 g 葡萄糖耐量试验,服糖后 2 h 血糖≥11.1 mmol/L(200 mg/dL)。

(2)判定要点

① 由二级及以上医院诊断。

② 已确诊糖尿病病史的,需要询问病史多少年,何种方法治疗(口服药物/胰岛素),药物有哪些,最高血糖达到多少,平时血糖能控制在多少,是否发生过低血糖事件,有无并发症。

③ 否认糖尿病病史的,建议追问是否进行过血糖监测,具体方式方法及结果。

3. 血脂异常

(1)诊断标准:血脂异常包括高胆固醇血症、高甘油三酯血症、低高密度脂蛋白血症和混合型高脂血症 4 种类型。总胆固醇≥6.22 mmol/L(240 mg/dL),甘油三酯≥2.26 mmol/L(200 mg/dL),高密度脂蛋白<1.04 mmol/L(40 mg/dL),低密度脂蛋白≥4.1 mmol/L(160 mg/dL),其中一项或多项异常可诊断为血脂异常。

(2) 判定要点

① 由二级及以上医院诊断。

② 已确诊血脂异常病史的,需要询问病史多少年,是否进行过干预及治疗,使用何种药物,服药是否规律,血脂监测情况、目前血脂水平等。

③ 否认血脂异常病史的,建议追问是否进行过血脂的检测,具体结果,3~6 个月内检查结果正常的可以排除。

4. 很少进行体育运动(体力活动不足)

体育锻炼的标准:以每周运动≥3 次,每次中等强度及以上运动≥30 min;从事中、重度体力劳动者视为经常有体育锻炼。

(1) 中等体力劳动是指手和臂持续动作(如锯木头等);臂和腿的工作(如卡车、拖拉机或建筑设备等运输操作);臂和躯干的工作(如锻造、风动工具操作、粉刷、间断搬运中等重物、除草、锄田、摘水果和蔬菜等)。

(2) 重度体力劳动是指臂和躯干负荷工作(如搬重物、铲、锤锻、锯刨或凿硬木、割草、挖掘等)。

5. 吸烟

(1) 主动吸烟:一生中连续或累积吸烟 6 个月及以上者定义为吸烟者,可分为:

① 经常吸烟者:每天吸卷烟 1 支以上,连续或累积 6 个月。

② 偶尔吸烟者:介于经常吸烟和从未吸烟者之间。

③ 从未吸烟者。

(2) 被动吸烟:是指不吸烟者在 1 周内有 1 d 以上的时间吸入吸烟者呼出的烟雾,每天累积至少 15 min。

(3) 戒烟者:在调查时已不再吸烟,并坚持 6 个月以上。

(4) 判定要点

① 是否吸烟,吸烟年数,每天多少支。

② 如已戒烟,曾吸烟多少年,戒烟年限。

③ 被动吸烟者,被动吸烟的年限及频率。

④ 因某种原因(比如生病)短期不吸烟,无主观思想戒烟的,不能视为戒烟者。

6. 房颤

(1) 诊断:心房颤动(atrial fibrillation,AF)简称房颤,是最常见的心律失常之一,是由心房主导折返环引起许多小折返环导致的房律紊乱。它几乎见于所有的器质性心脏病,在非器质性心脏病也可发生。AF 可引起严重的并发症,如心力衰竭和动脉栓塞。临床上根据房颤的发作特点,将房颤分为阵发性心房颤动(发作后 7 d 内自行或干预终止)、持续性心房颤动(心房颤动发生时间长于 7 d)、长程持续性房颤(持续时间超过 1 年)和永久性心房颤动(医生和患者共同决定放弃恢复或维持窦性心律)。

（2）判定要点

① 症状、体征：心房颤动发作时，如频率不快，可无明显症状。如心率快，患者诉心悸、心慌、胸闷、气短、心脏乱跳、烦躁、乏力等。听诊心律不齐、心音强弱不等、快慢不一及脉搏短绌等。如心室率过快还可引起血压降低甚至晕厥。未经治疗的心房颤动心室率一般在 80~150 次/min，很少超过 170 次/min。心率＞100 次/min，称快速性心房颤动；＞180 次/min，称极速性心房颤动。

② 心电图特点：a. P 波消失，代之以形态、振幅、间距绝对不规则的房颤波（f 波），频率约 350~600 次/min；b. 心室律绝对不规则。未接受药物治疗、房室传导正常者，心室率通常在 100~160 次/min 之间。宽 QRS 波群伴极快速的心室率（＞200 次/min）提示存在房室旁道。儿茶酚胺类药物、运动、发热、甲亢等均可缩短房室结不应期，使心室率加速；相反，洋地黄延长房室不应期，减慢房室传导，减慢心室率；c. QRS 波群通常形态正常，但波并不一致；伴室内差异性传导、束支传导阻滞或预激综合征时，QRS 波群增宽、畸形。

③ 存在房颤病史者，需询问病史多少年，是否进行过治疗，采用何种治疗，如口服药物则为何种药物，服药是否规律，是否进行监测等。

④ 无房颤病史者，现场心电图提示心房颤动，则可以判定。

⑤ 无病史者，应询问是否存在自主的心律不齐感，如有则建议行 24 h 动态心电图检查。

7. 肥胖

中国成年人体质指数（body mass index，BMI）$[BMI＝体重(kg)/身高(m)^2]$：轻体重：$BMI<18.5\ kg/m^2$。健康体重：$18.5\ kg/m^2\leqslant BMI<24\ kg/m^2$。超重：$24\ kg/m^2\leqslant BMI<28\ kg/m^2$。肥胖：$BMI\geqslant 28\ kg/m^2$。最理想的 BMI 是 $22\ kg/m^2$。

8. 脑卒中家族史

（1）直系亲属（父母或者亲兄弟姐妹）发生过脑卒中。

（2）需询问家族中父母或兄弟姐妹患何种脑卒中，诊断医疗机构级别及名称，是否进行影像学检查，疾病严重程度，转归如何。

9. 既往脑卒中病史

（1）诊断：脑卒中是由于血管堵塞导致血液不能流入大脑或脑部血管突然破裂而引起脑组织损伤的一组疾病。包括缺血性和出血性卒中。

（2）判定要点

① 应由神经科医生判定。

② 经二级及以上医院明确诊断，发病时有神经功能缺损症状，可认定为存在脑卒中病史；症状性腔隙性脑梗死亦可认为是脑卒中病史（单纯腔隙性脑梗死影像学表现不可认为脑卒中病史）。

③ 需询问病史多少年，发病时主要症状，首次及末次发病年限，经历过何种诊疗方式（住院、急诊、门诊、家庭病房）；如住院治疗，就诊的医疗机构名称及级别；主要诊断（脑梗死、脑出血、蛛网膜下腔出血等），是否进行影像学检查及颅内外血管的评估，症状严重程

度,给予何种治疗方法(内科、介入、手术),是否接受康复治疗;出院后是否继续康复治疗(此种康复是指社区康复或经过定期康复医师指导后的家庭作业治疗和物理治疗),转归情况及是否进行正规的二级预防用药等。

10. 既往短暂性脑缺血发作(transient ischemic attack,TIA)

(1)概念:2009 年,美国卒中协会再次更新了 TIA 的定义:"脑、脊髓或视网膜局灶性缺血所致的、不伴急性梗死的短暂性神经功能障碍。"

(2)判定要点

① 应由神经内科医生判定。

② 由二级及以上医院诊断,并给予正规治疗的,视为存在 TIA 病史。

③ 询问时,要注意询问症状、体征,应尽量使用通俗易懂的语言表达,比如是否有一过性肢体麻木无力、口角歪斜、言语不清等,单纯头晕不应判定为 TIA。

④ 需询问病史多少年,发病时主要症状,首次及末次发作年限,经过何种诊疗方式(住院、急诊、门诊、家庭病房);如住院治疗,就诊的医疗机构名称及级别;是否行影像学及颅内外血管的评估,转归情况,是否进行正规的二级预防用药。

二、脑卒中高危人群干预

在脑卒中高危人群的管理工作中,需要根据高危人群的整体风险状况进行个体化管理,针对脑卒中的危险因素尽早进行干预,从而减少脑卒中的发病率(图 2-1)。

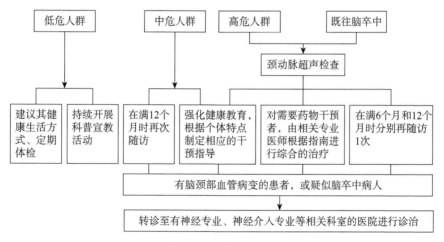

图 2-1　随访干预流程

(1)高危人群:开展血压测量、血糖、血脂、糖化血红蛋白和同型半胱氨酸检验,颈动脉超声检查,有心律不齐者做心电图检查。卒中、TIA 患者做改良 Rankin 量表(modified rankin scale,mRS)评分,如不能提供二级以上医院诊断或相关病历,建议做 CT 检查。明确高危人群危险因素暴露情况和疾病特征,由项目基地医院依据《中国脑卒中防治指导规范》对高危对象制订随访干预计划,并由基层医疗单位分别在满 6 个月、12 个月时开展1 次随访。其中,满 12 个月随访时,应针对高危人群开展体格检查、血压测量、血糖、血脂检验,卒中患者应进行 mRS 评分评估。

（2）中危人群：开展血压测量、血糖、血脂、糖化血红蛋白及同型半胱氨酸检查,心律不齐者做心电图。依据国家卫生健康委脑卒中防治规范中对血压、血糖及房颤的指导,开展综合干预和指导,并由基层医疗单位在满 12 个月时开展 1 次随访,了解并控制其相关危险因素。

（3）低危人群：开展血压测量、血糖、血脂、糖化血红蛋白、同型半胱氨酸检查,心律不齐者做心电图,予以健康生活方式指导,并持续开展科普宣教活动。

第二节 饮食与卒中预防

导致脑卒中发病的 10 项危险因素中明确提到了饮食因素的影响,此外高血压、糖尿病、超重或肥胖、酒精摄入等几项危险因素其实质内容也与膳食有关,《中国脑血管病一级预防指南 2019》指出早期改变人们的不良生活方式、积极防控脑卒中的危险因素可以减少脑卒中的发病或推迟发病年龄。美国《卒中一级预防指南》中指出：流行病学研究及随机对照试验均证实健康饮食可以降低卒中发生风险。推荐由美国国立卫生研究院的美国国立心脏、肺和血液研究所制订的高血压膳食疗法（dietary approaches to stop hypertension,DASH,得舒饮食）及地中海饮食预防卒中,具体包括增加钾盐、蔬菜、水果和低脂食物的摄入,减少钠盐和饱和脂肪酸的摄入。营养不良是卒中患者疾病不良预后的高危因素之一,卒中患者发生营养不良会显著增加卒中复发率和病死率。因此,为预防卒中的发生、发展和复发,降低卒中患者并发症发生率,促进患者全面康复,饮食管理应被全面重视。

一、饮食原则

（一）平衡膳食

选择多种食物,搭配合理,以保证充足的营养和适宜的 BMI。推荐每日摄入谷薯类,蔬菜、水果类,肉、禽、鱼、乳、蛋类,豆类,油脂类等不同种类的食品。做到主食粗细搭配。

（二）个体化膳食指导

针对不同人群,进行相应的医学营养治疗,满足其在特定时期的营养需求。养成良好的饮食习惯,减轻高血脂、高血压、高血糖导致的靶器官损害。针对老年人,应提供适宜的能量和营养素,并充分考虑环境社会因素对饮食种类和结构的影响。

（三）烹调方法

多用蒸、煮、炖、拌、汆、水溜、煨、烩等少盐少油的烹调方式,帮助患者消化和吸收。

二、能量及营养素推荐摄入量

（一）能量

建议能量摄入为卧床 20～25 kcal/(kg·d),非卧床为 30～35 kcal/(kg·d),这里的

体重指"标准体重"。再根据身高、体重、性别、年龄、活动度、应激状况进行系数调整。体重超重者应减少能量供给。标准体重可以应用简单的公式计算,WHO的计算方法,男性标准体重＝[身高(cm)－100]×0.9(kg),女性标准体重＝[身高(cm)－100]×0.9－2.5(kg)。

(二) 蛋白质

蛋白质摄入量1 g/(kg·d),存在分解代谢过度的情况下(如有压力性损伤时),应将蛋白摄入量增至1.2～1.5 g/(kg·d)。动物蛋白与植物蛋白比例为1:1左右。

(三) 脂肪

总脂肪能量占一天摄入总能量的比例不超过30%,对于血脂异常的患者,不超过25%。饱和脂肪酸(SFA)能量占一天摄入总能量的比例不超过7%,反式脂肪酸不超过1%。n-3多不饱和脂肪酸摄入量可占总能量0.5%～2%,n-6多不饱和脂肪酸摄入量可占总能量2.5%～9%。

(四) 碳水化合物

在合理控制总能量的基础上,膳食中碳水化合物应占每日摄入总能量的50%～65%。

(五) 维生素、矿物质

进食富含维生素B_6、维生素B_{12}、维生素C、叶酸等维生素的食品(参见表2-1至2-4),预防缺乏微量元素并降低卒中发病风险。

表2-1　常见富含维生素B_6的食物　　　　单位:mg/100 g(可食部)

食物名称	维生素B_6	食物名称	维生素B_6
圆酵母	3.00	豆麦混合物	0.67
啤酒酵母	2.50	熟糙米	0.62
米糠	2.50	全麦片粥	0.53
焙烤食品	2.00	黄香蕉(生)	0.51
金枪鱼	0.90	甜玉米(生)	0.47
脱脂大豆粉	0.72	金枪鱼罐头	0.43
低脂豆粉	0.68	硬粒小麦面粉	0.34
鲐鱼(烧煮)	0.68		

注:引自美国《食物与营养百科全书》选辑(4)营养素。

表2-2　常见富含维生素C的食物　　　　单位:mg/100 g(可食部)

食物名称	维生素C	食物名称	维生素C
冬枣	243.0	芥蓝	37.0
甜椒	130.0	红毛丹	35.0

续表

食物名称	维生素C	食物名称	维生素C
酸木瓜	106.0	乌塌菜	33.9
彩椒	104.0	樱桃番茄	33.0
苜蓿	102.0	菜花	32.0
小白菜	64.0	木瓜	31.0
羽衣甘蓝	63.0	马铃薯(蒸)	30.0
香瓜茄	60.0	马铃薯(煮)	26.0
西蓝花	56.0	结球甘蓝(紫)	26.0
抱子甘蓝	38.0	马铃薯全粉	25.9
葡萄柚	38.0	甜脆荷兰豆	24.0
奶白菜	37.4	鸡毛菜	24.0

注:本数据源自《中国食物成分表2004》。

表 2-3　常见富含叶酸的食物　　　　　　　单位:μg/100 g(可食部)

食物名称	叶酸	食物名称	叶酸
酵母粉	1 607.1	雪里蕻	82.6
红苋菜	419.8	营养豆奶	76.7
绿豆	393	芝麻	66.1
香菜	148.8	韭菜	61.2
腐竹	147.6	玉米	55.0
黄豆	130.2	橘	52.9
鸭蛋	125.4	枣(干)	48.7
紫菜	116.7	小米	48.7
茼蒿	114.3	虾米	42.5
鸡蛋	113.3	香菇	41.3
花生米	107.5	鲤鱼	36.4
核桃	102.6	大米	23.7
蒜苗	90.9	面包	22.5
莲子	88.4		

注:本数据源自《中国食物成分表2002》和《中国食物成分表2004》。

表 2 - 4　常见富含维生素 B_{12} 的食物　　　　单位：μg/100 g(可食部)

食物名称	维生素 B_{12}	食物名称	维生素 B_{12}
生蛤肉	19.10	羊肉	2.15
蒸海蟹	10.0	牛肉	1.8
沙丁鱼罐头	10.0	黑鱼干	1.8
熏大马哈鱼	7.0	鸡蛋	1.55
鸭蛋	5.4	鸡肉	1.11
脱脂奶粉	3.99	煎杂鱼	0.93
鸡蛋黄	3.80	全脂奶	0.36
猪肉	3.0	奶油	0.18
金枪鱼	3.0		

注：引自美国《食物与营养百科全书》选集(5)食物成分。

（六）膳食纤维

膳食纤维每日摄入量可为 25～30 g/d，卧床或合并便秘患者应酌情增加膳食纤维摄入量。

（七）水

无限制液体摄入的状况下，在温和气候条件下，每日最少饮水 1 200～2 000 mL，以保持水电解质平衡。

三、食物选择

（一）谷类和薯类

保证粮谷类和薯类食物的每日摄入量为 200～300 g。优选低糖高膳食纤维的种类，如莜麦、荞麦、玉米面、小米、燕麦、麦麸、糙米等。

（二）动物性食品

1. 禽畜肉类：建议每日禽肉类食物的摄入量为 50～75 g。优选低脂肪、高优质蛋白的种类，如鸽肉、火鸡腿、鸡胸肉、牛里脊、猪里脊等。

2. 鱼虾类：建议每日鱼虾类食物的摄入量为 75～100 g。优选低脂肪、高优质蛋白，且含丰富多不饱和脂肪酸的鱼虾类食物，如海参、鲢鱼、青鱼、鲤鱼、带鱼、鳗鱼、鳕鱼等。

3. 蛋类：建议每日蛋类的摄入量为 25～50 g。伴有高血压、血脂异常、糖尿病的患者应少吃蛋黄，可 2～3 d 吃一个。

4. 奶类及奶制品：建议每天饮 300 g 奶或食用相当量的奶制品。优选低脂肪、脱脂奶及其制品。

（三）豆类及其制品

建议每天摄入 30～50 g 大豆或相当量的豆制品。优选绿豆、黑豆、红小豆、黄豆及豆浆、豆腐、豆汁等。

（四）蔬菜

每日蔬菜摄入量为 500 g 以上，以新鲜绿叶类蔬菜为主，如菠菜、油菜、空心菜、生菜、莴笋叶等。

（五）水果

不伴有高血糖的脑血管疾病患者每日水果摄入量为 150 g 左右。可优选西瓜、橙子、柚子、柠檬、桃子、杏、猕猴桃、枇杷、菠萝、草莓、樱桃、火龙果等。

（六）坚果

坚果中含有丰富的蛋白质、脂肪、维生素、矿物质，建议每周摄入 50 g 左右。优选开心果、大杏仁、白瓜子、核桃等。

（七）油脂

以植物油为主，不宜吃含油脂过高及油炸类的食物，如肥肉等，不建议食用动物油。

（八）调味品

不宜吃含盐量高的菜品或腌制品，如咸肉、咸菜、熏酱食物等。摄入食盐应不超过每日 5 g；如果合并高血压，每日应不超过 3 g。不宜食用辛辣调味品及咖啡、浓茶等刺激食物。

（九）酒

不建议任何酒精摄入。

四、饮食处方的制订

（一）按食物交换份法制订

1. 计算每日营养素需要量：按照代谢状态，以能量和营养素需要量为基础，计算每日蛋白质、脂肪和碳水化合物的需要量。

2. 计算每日食品交换份：按照计算总能量除以 90 得出所需总交换份。参考食物交换份表（见表 2-5）分配食物，把各类食物合理地分配于各餐次。

表 2-5 食物交换份表

组别	类别	每份质量/g	热量/kcal	蛋白质/g	脂肪/g	碳水化合物/g	主要营养素
谷薯组	谷薯类	25	90	2.0	—	20.0	碳水化合物、膳食纤维、蛋白质
菜果组	蔬菜类	500	90	5.0	—	17.0	无机盐、维生素、膳食纤维
	水果类	200	90	1.0	—	21.0	
肉蛋组	大豆类	25	90	9.0	4.0	4.0	蛋白质、脂肪
	奶制品	160	90	5.0	5.0	6.0	
	肉蛋类	50	90	9.0	6.0	—	
油脂组	坚果类	15	90	4.0	7.0	2.0	蛋白质、脂肪
	油脂类	10	90	—	10.0	—	

3. 根据膳食原则及交换份选择食物(见表 2-6 至表 2-11)。

表 2-6 等值谷、薯类食物交换份

食品	质量/g	食品	质量/g
大米,小米,糯米,薏米	25	绿豆,红豆,芸豆,干豌豆	25
高粱米,玉米糁	25	干粉条,干莲子	25
面粉,米粉,玉米粉	25	油条,油饼,苏打饼干	25
混合面	25	烧饼,烙饼,馒头	35
燕麦面,莜麦面	25	咸面包,窝窝头	35
荞麦面,苦荞面	25	生面条,魔芋条	35
各种挂面,龙须面	25	慈姑	75
通心粉	25	马铃薯,山药,藕,芋艿	125
荸荠	150	凉粉	300

注:每份提供:能量 378 kJ(约 90 kcal),蛋白质 2 g,碳水化合物 20 g,脂肪可忽略不计。

表 2-7 等值蔬菜类食物交换份

食品	质量/g	食品	质量/g
大白菜,圆白菜,菠菜,油菜	500	芥蓝菜,瓢儿菜,塌棵菜	500
韭菜,茴香,茼蒿,鸡毛菜	500	空心菜,苋菜,龙须菜	500
芹菜,苤蓝,莴苣笋,油菜薹	500	绿豆芽,鲜蘑,水浸海带	500
西葫芦,西红柿,冬瓜,苦瓜	500	白萝卜,青椒,茭白	400
黄瓜,茄子,丝瓜,莴笋	500	冬笋,南瓜,花菜	400
鲜豇豆,扁豆,四季豆	250	芋头	100
胡萝卜,蒜苗,洋葱	200	毛豆,鲜豌豆	70
山药,荸荠,凉薯	150	百合	50

注:每份提供能量 378 kJ(约 90 kcal),蛋白质 5 g,碳水化合物 17 g。

表 2-8 肉类食物交换份

食品	质量/g	食品	质量/g
熟火腿,瘦香肠,肉松	20	鸭蛋、松花蛋(1枚,带壳)	60
肥瘦猪肉	25	鹌鹑蛋(6枚,带壳)	60
熟叉烧肉(无糖),午餐肉	35	鸡蛋清	150
熟酱牛肉,酱鸭,肉肠	35	带鱼,鲤鱼,甲鱼,比目鱼	80
瘦猪、牛、羊肉	50	大黄鱼、鳝鱼、黑鲢、鲫鱼	80
带骨排骨	70	河蚌,蚬子	200
鸭肉,鸡肉,鹅肉	50	对虾,青虾,鲜贝,蛤蜊肉	100

续表

食品	质量/g	食品	质量/g
兔肉	100	蟹肉,水浸鱿鱼	100
鸡蛋(1枚,带壳)	60	水浸海参	350

注:每份提供能量378 kJ(约90 kcal),蛋白质9 g,脂肪6 g。

表 2-9　等值豆/乳类食物交换份

食品	质量/g	食品	质量/g
全脂奶粉	20	酸牛奶,淡全脂牛奶	150
豆浆粉,干黄豆	25	豆浆	400
脱脂奶粉	25	牛奶	245
嫩豆腐	150	北豆腐	100
豆腐丝,豆腐干	50	油豆腐	30

注:每份提供能量378 kJ(约90 kcal),蛋白质9 g,碳水化合物4 g,脂肪4 g。

表 2-10　等值水果类食物交换份

食品	质量/g	食品	质量/g
西瓜	750	李子,杏	200
草莓,杨桃	300	葡萄,樱桃	200
鸭梨,杏,柠檬	250	橘子,橙子	200
柚子,枇杷	225	梨,桃,苹果	200
猕猴桃,菠萝	200	柿,香蕉,鲜荔枝	150

注:每份提供能量378 kJ(约90 kcal),蛋白质1 g,碳水化合物21 g。

表 2-11　等值油脂类食物交换份

食品	质量/g	食品	质量/g
花生油,香油(1汤匙)	10	猪油	10
玉米油,菜籽油(1汤匙)	10	羊油	10
豆油(1汤匙)	10	牛油	10
红花油(1汤匙)	10	黄油	10
核桃仁	15	葵花子(带壳)	25
杏仁,芝麻酱,松子	15	西瓜子(带壳)	40
花生米	15		

注:每份提供能量378 kJ(约90 kcal),脂肪10 g。

(二)按食物成分法制订

1. 计算每餐营养素需要量:按照代谢状态,以能量和营养素需要量为基础,计算每餐蛋白质、脂肪和碳水化合物的需要量。

2. 确定主副食的品种和数量:查《中国食物成分表》(2002 版或 2004 版),按照膳食原则合理搭配主食、副食的品种和数量。

第三节 糖尿病饮食处方

糖尿病是一种病因不十分明确的慢性代谢性疾病。目前对于糖尿病发病的营养素研究主要集中在营养物质代谢过程中对胰岛素分泌的影响,尤其是碳水化合物和脂肪的代谢。

一、营养素与糖尿病发病的关系

(一) 碳水化合物

糖尿病代谢紊乱的主要标志是高血糖,并可引起全身性的代谢紊乱。糖尿病患者碳水化合物代谢异常主要表现为肝脏中葡萄糖激酶和糖原合成酶下降,肝糖原合成减少,磷酸化酶活性加强,糖原分解增加;当患者摄入碳水化合物过高时,机体调节血糖的机能失控,极易出现高血糖;但碳水化合物摄入不足时,体内需动员脂肪和蛋白质分解供能,易引起酮血症。不同的淀粉类型对血糖的影响也不同,抗性淀粉吸收缓慢,可使餐后血糖保持在较低水平;而支链淀粉因其结构的特点,更易引起血糖和胰岛素水平快速明显升高。膳食纤维有降低空腹血糖、延缓碳水化合物吸收、降低餐后血糖及改善葡萄糖耐量的作用,是降低 2 型糖尿病高危因素的重要膳食成分。由此可见,食物中碳水化合物的分子量及结构不同,致餐后血糖升高的快慢及幅度也不同,其影响程度可用血糖生成指数(glycemic index, GI)来衡量。低 GI 食物可有效控制餐后血糖,有利于血糖的稳定。

(二) 脂肪

脂肪在消化道内可被分解为甘油和脂肪酸,其中脂肪酸被脂肪细胞摄取形成辅酶 A(CoA)衍生物,与 α-磷酸甘油结合生成内源性甘油三酯,储存于脂肪组织中。摄入高脂膳食时,脂肪的氧化分解会消耗大量葡萄糖分解的中间产物(如 α-磷酸甘油),阻断了葡萄糖的彻底氧化分解,使血糖上升,胰岛素分泌增加;而游离脂肪酸的浓度较高,肌肉摄取脂肪酸进行氧化供能的作用则增强,从而使葡萄糖的利用率减少,出现胰岛素抵抗;长期暴露于高浓度的游离脂肪酸情况下,可使胰岛 B 细胞分泌胰岛素的功能受损,发生糖尿病的危险性增高。

关于饱和与不饱和脂肪酸对糖尿病的影响及作用机制是近年来医学及营养学界关注的热点课题之一。膳食饱和脂肪酸、反式脂肪酸是糖尿病的危险因素,而多不饱和脂肪酸(PUFA)特别是长链 n-3 系列 PUFA 却能改善糖代谢和胰岛素敏感性。血液中饱和脂肪酸中的 C16:0 和 C18:0 与糖尿病发病率呈正相关,C16:0 与胰岛素抵抗指数、C 肽、空腹胰岛素呈正相关,可显著刺激胰岛素分泌,长期的高基础胰岛素和餐后高胰岛素可导致 β 细胞毒性及功能衰竭。相反,n-3 系列 PUFA 有改善胰岛素抵抗和糖代谢的作用。

（三）蛋白质

目前还无确切的证据表明膳食中蛋白质的含量与糖尿病发病有直接关系，但蛋白质代谢与碳水化合物和脂肪代谢密切相关。当碳水化合物和脂肪代谢出现紊乱时，蛋白质的代谢也必然处于不平衡状态，同样可以引起胰岛素分泌量的变化，进而促进糖尿病的发生。

（四）矿物质和维生素

铬是葡萄糖耐量因子的主要组成成分。通过膳食补充三价铬对糖尿病有积极的预防和辅助治疗作用。硒最重要的生物学功能是抗氧化、消除自由基，所以适当补硒可以改善胰岛素自由基防御系统和内分泌细胞的代谢功能，缓解糖尿病病情，预防糖尿病并发症，改善糖尿病预后。硒可通过胰岛素受体后的激酶抑制作用，产生"生理胰岛素样"效应，并可在基因水平上影响糖尿病发生。维生素 B、维生素 C、维生素 E 的缺乏，均可诱发或加重糖尿病及其慢性并发症的发生。

（五）其他

全谷类、蔬菜、水果、酸奶、茶、咖啡等有利于降低糖尿病的风险，合理素食饮食也有利于降糖。含糖饮料会增加糖尿病的风险。

二、糖尿病的营养治疗

营养治疗是糖尿病治疗的基础，是糖尿病自然病程中任何阶段的预防和控制必不可少的措施。糖尿病的防治包括健康教育、营养治疗、合理运动、药物治疗及自我监测等综合措施，其中饮食治疗是控制血糖最基本、最有效的治疗措施之一。饮食治疗可有效减轻胰岛负担，维持正常血糖，预防并发症的发生。然而在我国约 76% 的糖尿病患者长期缺乏有效的饮食管理。

（一）医学营养治疗(MNT)的意义

医学营养治疗(MNT)是临床条件下对糖尿病患者的营养问题采取的特殊干预措施的总称。美国糖尿病学会(ADA)首次颁布了《糖尿病患者营养与饮食推荐原则》，率先提出 MNT 的概念，并首次提出"基于循证的糖尿病营养供给量标准"。2013 年，ADA 开始强调在循证基础上制定个体化营养治疗方案。2010 年，我国制定了首个糖尿病 MNT 指南，并不断在循证基础上更新，对患者进行个体化营养评估、营养诊断，制定相应的营养干预计划并实施和监测。MNT 通过调整营养素结构，控制能量摄入，有利于血糖控制及改善肠促胰岛素分泌，维持理想体重并预防营养不良发生，纠正已发生的代谢紊乱，减轻胰岛 β 细胞负荷，从而延缓并减轻糖尿病及并发症的病症。

1. MNT 能够改善肥胖糖尿病患者的血糖、血脂、血压、体重等指标。

2. 针对住院糖尿病患者 MNT 能够减少感染及并发症的发生、减少住院时间及胰岛素用量。

3. 针对应激性高血糖及已具有营养不良或营养不良风险的糖尿病患者，应用 MNT能够根据适应证选择合理的营养支持方式，营养均衡的饮食、糖尿病专用配方的肠内营养以及合理的肠外营养，有助于减少胰岛素用量、降低感染性并发症发生率及减少总住院时间。

4. 在执行个体化的饮食计划时应该包括食物选择的优化,如低 GI、富含膳食纤维的食物等,整体应符合中国居民膳食推荐摄入量,以获得各种营养素的合理摄入。

(二)糖尿病食谱编制方法

1. 计算法:为糖尿病患者提供的饮食是一种需要计算能量和称重量的饮食。

步骤 1:根据成人的身高,计算其标准体重及体质指数(BMI),判断其体型(消瘦、正常、肥胖);了解就餐者的体力活动情况,确定能量供给(根据表 2-12)。

表 2-12　成人糖尿病患者每日能量供给量　　　　　　单位:kJ(kcal)/kg

体型	卧床	轻体力活动	中体力活动	重体力活动
消瘦	105～125(25～30)	146(35)	167(40)	188～210(45～50)
正常	84～105(20～25)	125(30)	146(35)	167(40)
肥胖	63(15)	84～105(20～25)	125(30)	146(35)

全日能量供给量(kcal)＝标准体重(kg)×能量需要量[kcal/(kg·d)]

步骤 2:计算全天蛋白质、脂肪、碳水化合物总量。

全日蛋白质供给量(g)＝全日能量供给量×15%÷蛋白质能量系数(4);

全日脂肪供给量(g)＝全日能量供给量×25%÷脂肪能量系数(9);

全日碳水化合物供给量(g)＝全日能量供给量×60%÷碳水化合物能量系数(4)。

步骤 3:确定全天主食数量和种类,进行食物分配。主食的品种主要根据用餐者的饮食习惯来确定,北方习惯以面食为主,南方则以大米居多。

步骤 4:确定全天副食、蛋白质需要量。副食包括瘦肉、鸡蛋、牛肉、豆腐等。蛋白质广泛存在于动植物性食物中,除了谷类食物能提供的蛋白质外,各类动物性食物和豆制品是优质蛋白质的主要来源。因此,副食品种和数量应在已确定主食用量的基础上,依据副食应提供的蛋白质量确定。① 计算主食中含有的蛋白质量;② 全天需摄入的蛋白质量减去主食中蛋白质量,即为副食应提供的蛋白质量。

步骤 5:计算全天副食的需要量和确定原料品种。根据副食应提供的蛋白质数量确定副食的原料品种和数量。

步骤 6:确定烹调用油的量。烹调用油应以植物油为主。将需要的脂肪总含量减去主副食食物提供的脂肪量即为每日烹调用油的需要量。

步骤 7:根据上述步骤确定的主副食的数量,选择食物形成一日食谱,并按照比例分配到三餐中。

2. 食物交换份法

计算法虽然可以较为准确地进行糖尿病患者的食谱编制,但操作时比较麻烦,而用"食物交换份"可以快速、简单地制定食谱,已为国内外广泛使用。食物交换份是将食物按照来源、性质分成几类,同类食物在一定重量内所含的蛋白质、脂肪、碳水化合物和能量相近。

将食物分成六大类(所有食物均指可食部分),即谷薯类、蔬菜类、水果类、鱼肉蛋、豆类和乳类及油脂类。每个食物交换份约为 334.4～376.2 kJ(80～90 kcal)能量(表 2-13)。交换原则为同类食物之间可以互换,不同类别食物之间不能互换。

表 2-13 不同能量治疗饮食食物交换份份额

总能量/ kcal	总交换份	谷类/ 份	蔬菜类/ 份	肉类/ 份	水果类/ 份	乳类/ 份	油脂类/ 份
1 000	12	6	1	2	0	2	1
1 200	14.5	7	1	3	0	2	1.5
1 400	16.5	9	1	3	0	2	1.5
1 600	19	9	1	4	1	2	2
1 800	21	11	1	4	1	2	2
2 000	24	13	1.5	4.5	1	2	2
2 200	26	15	1.5	4.5	1	2	2
2 400	28.5	17	1.5	5	1	2	2

3. 按食物交换份法制订食谱步骤

(1) 计算每日营养素需要量。按照代谢状态,以能量和营养素需要量为基础,计算每日蛋白质、脂肪和碳水化合物的需要量。

(2) 计算每日食品交换份数。按照计算总能量除以 90 得出所需总交换份数。参考食物交换份表(详见表 2-5)分配食物,把各类食物份数合理地分配于各餐次。

(3) 根据膳食原则及交换份选择食物(详见表 2-6 至表 2-11)。

4. 按食物成分法制定食谱步骤

(1) 计算每餐营养素需要量。按照代谢状态,以能量和营养素需要量为基础,计算每餐蛋白质、脂肪和碳水化合物的需要量。

(2) 确定主副食的品种和数量。依据《中国食物成分表》(2002 版或 2004 版),按照膳食原则合理搭配主食、副食的品种和数量。

第四节 高血压饮食处方

高血压(hypertension)是一种以体循环动脉收缩期和(或)舒张期血压升高为主要特点的心血管疾病,属于全球范围内的常见慢性病,也是需要特别关注的严重公共卫生问题。我国人群监测数据显示,高血压是心脑血管病的首位危险因素,心脑血管病的发生和死亡大半与高血压有关。高血压患病率随年龄增长而升高。食盐与饱和脂肪摄入越高,平均血压水平和患病率也越高。

一、营养与高血压的关系

高血压是一种遗传多基因与环境多危险因素相互作用而产生的慢性全身性疾病,通常认为遗传因素与环境因素分别占 40% 和 60%。而环境因素中,膳食因素起主要作用。

(一) 超重和肥胖

大量数据显示,肥胖或超重是血压升高的重要危险因素,尤其是中心性肥胖。肥胖者罹患高血压的概率明显高于体重正常者,即使在 BMI 正常的人群中(BMI<24 kg/m²),随着 BMI 的增加,血压水平也相应增加。高血压患者中 60% 以上有肥胖或超重的问题。我国一项 24 万人群调查资料汇总分析结果显示,BMI≥24 kg/m² 者的高血压患病率是 BMI<24 kg/m² 者的 2.5 倍,BMI≥28 kg/m² 者的高血压患病率是 BMI<24 kg/m² 者的 3.3 倍。单因素与多因素分析一致显示,BMI 增高是血压升高的独立危险因素。体脂含量与血压水平呈正相关;体脂的分布与高血压发生也有关。腹部脂肪聚集越多,血压水平就越高。男性腰围≥90 cm 或女性腰围≥85 cm,发生高血压的风险明显升高。人群干预试验表明减重有明显的降压效果。

(二) 矿物质

1. 钠:据资料显示,钠的摄入量与血压水平和高血压患病率呈正相关,此相关性在成年人和儿童青少年中均存在。高钠盐膳食包括烹饪用盐、腌制食品、食品加工添加高钠盐等。钠盐摄入过多可使血容量增加而引起血压升高。我国 14 组人群研究结果表明,膳食钠盐摄入量每增加 2 g/d,收缩压和舒张压分别增高 2.0 mmHg 和 1.2 mmHg。高钠摄入还可以提高心排出量和外周血管阻力,导致血压升高。

2. 钾:钾盐摄入量与血压水平呈负相关。通过膳食补充钾对高钠引起的高血压的降压效果明显。膳食中钠钾的比值与血压的相关性甚至更强。高钠、低钾膳食是我国大多数高血压患者发病的主要危险因素之一。

3. 钙:钙摄入不足可使血压升高。美国全国健康和膳食调查结果显示,每日钙摄入量低于 300 mg 者与摄入量为 1 200 mg 者相比,前者高血压危险性高 23 倍。低钙摄入使得钠盐升高血压的作用加强,每日钙摄入低于 600 mg 与高血压的发生有很强的相关性。补充钙对钠敏感的高血压的降压效果尤为显著。

4. 镁:镁与高血压相关性的研究资料有限。一般认为镁的摄入量与高血压发病风险呈负相关。通过膳食提高镁的摄入有助于降血压。

(三) 脂类

脂肪占膳食能量比例高,可导致血压升高;增加多不饱和脂肪酸和减少饱和脂肪酸的摄入有利于降血压。资料显示,补充鱼油可降低血压且其效果呈剂量依赖性。在控制脂肪供能比的前提下,增加橄榄油的摄入量可降低血压。

(四) 酒精

少量饮酒有短暂扩张血管的作用,但大量饮酒或长期饮酒反而会导致血管收缩。过量饮酒是高血压发病的危险因素。高血压患病率随饮酒量增加而升高。另外,长期少量饮酒可使血压轻度升高;如果每天平均饮酒量多于 3 个标准杯(1 个标准杯相当于 12 g 酒精,约合 360 g 啤酒,或 100 g 葡萄酒,或 30 g 白酒),则收缩压与舒张压分别平均升高 3.5 mmHg 与 2.1 mmHg,且血压上升幅度随着饮酒量增加而增大,过量饮酒可诱发急性脑出血或心肌梗死。干预试验显示减少饮酒量有确切的降压效果。

(五)其他因素

为数不多的专注于食物与高血压的研究提示,虾、贝类、海藻及茶的摄入有助于降低血压。

二、高血压的营养防治处方

高血压的一级预防在于加强健康宣传教育,使大众对高血压有明确的认识,对与其密切相关的生活习惯、膳食行为等有充分的了解。生活方式的有益改变包括:减重、降低盐和低饱和脂肪酸摄入量、坚持低胆固醇饮食、增加有氧运动、摄入足够的膳食镁钾钙及戒烟限酒等。

(一)控制体重

控制体重可使高血压的发生率降低 28%～40%,主要通过限制能量摄入和增加体力活动来实现。在饮食方面,要遵循平衡膳食的原则,限制高能量密度的食物(高脂肪食物、含糖饮料及酒类等)的摄入,适当控制主食(碳水化合物)量。体力活动方面,一般的体力活动即可增加能量消耗,对健康有益。而定期的体育锻炼则可产生重要的治疗作用,可降低血压、改善糖代谢等。在此基础上,尽量使超重与肥胖者的体重下降 5%～10%,并维持该体重。相关运动处方见本章第七节。

(二)合理膳食处方

1. 限制钠盐摄入量:第四次"中国居民营养与健康状况调查"显示,平均每人钠盐摄入量为 12.0 g/d,我国大部分地区,人均每天食盐摄入量在 12 g 以上。钠盐来自烹饪时的调味品和含盐高的腌制品。2023 年新修订的《中国居民膳食指南》参照 WHO 建议,指出每人每日食盐摄入量应低于 5.0 g。我国新修订的《中国高血压防治指南》提出,控制食盐摄入量的主要措施包括:① 尽可能减少烹调用盐,建议使用可定量的盐勺;② 减少味精、酱油等含钠盐的调味品用量;③ 少食或不食含钠盐量较高的各类加工食品,如咸菜、火腿、香肠以及各类炒货;④ 肾功能良好者使用含钾的烹调用盐。

2. 增加钾、钙、镁的摄入量:中国营养学会提出成人钾的摄入量为 3 600 mg/d。含钾食物种类很多,其中水果蔬菜是最好的含钾食物来源。每百克含钾量超过 800 mg 的食物有赤豆、杏干、蚕豆、扁豆、冬菇、竹笋等。增加摄入富含钙的食品,如奶和奶制品,以及富含镁的食品,如各种干豆、鲜豆、蘑菇、桂圆、豆芽等。

3. 减少膳食脂肪摄入量,增加优质蛋白质的摄入量:脂肪摄入量控制在总能量的 25% 以下,保持良好的脂肪酸比例,减少饱和脂肪酸的摄入量,控制多不饱和脂肪酸与饱和脂肪酸的比值在(1～1.5)∶1。蛋白质应占摄入能量的 15% 以上,动物性蛋白质以禽类、鱼类、牛肉等为主,此外多食大豆蛋白。

4. 高血压治疗膳食:对高血压有治疗作用的膳食结构的特点为:富含水果、蔬菜,包括全谷类、家禽、鱼类、坚果,其富含的营养素有钾、镁、钙和蛋白质,而总脂肪、饱和脂肪酸、胆固醇含量较低,富含膳食纤维。有研究发现,得舒饮食(DASH)可以使轻度高血压者的收缩压和舒张压均降低,且与单独使用降压药的效果类似。

5. 限制饮酒:限制饮酒量可显著降低高血压的发病风险。不推荐任何酒精摄入。

6. 克服不良饮食习惯:减少高能量密度食物的摄入,如肥肉、动物油脂、油炸食品、糖、甜点、含糖饮料等。进餐时应细嚼慢咽,避免进食过快、暴饮暴食。

第五节　高脂血症的饮食处方

高脂血症,常被称为高血脂,医学上又称为血脂异常,是指血脂水平过高,通常指血浆中甘油三酯(TG)和(或)总胆固醇(TC)升高,也包括低密度脂蛋白胆固醇(LDL-C)升高和高密度脂蛋白胆固醇(HDL-C)降低。临床上常将高脂血症分为以下四种类型:高胆固醇血症、高甘油三酯血症、混合性高脂血症、低高密度脂蛋白胆固醇血症。高脂血症可直接引起一些严重危害人体健康的疾病,如动脉粥样硬化、冠心病、胰腺炎等。饮酒、吸烟、超重、肥胖及糖尿病患者是高脂血症的易发人群。

高脂血症的诊断标准:若符合以下空腹静脉血检查指标大于或等于1项,可诊断为血脂异常:总胆固醇(TC)≥6.2 mmol/L,甘油三酯(TG)≥2.3 mmol/L,低密度脂蛋白胆固醇(LDL-C)≥4.1 mmol/L,高密度脂蛋白胆固醇(HDL-C)≤1.0 mmol/L。

一、营养与高脂血症的关系

高脂血症的发生原因很多。原发性高脂血症的发生一般与遗传因素有关,继发性高脂血症往往与糖尿病、甲状腺功能减退、肾病综合征、肾移植、胆道阻塞等疾病有关。研究显示,不良饮食习惯如暴饮暴食、嗜酒、偏食、饮食不规律等可引起高脂血症,长期服用药物如避孕药、激素类药物等也可导致高脂血症。精神因素,如长期的精神紧张,在高脂血症的发展中也有一定的作用。

暴饮暴食、嗜酒、偏食、饮食不规律等不良饮食习惯在人群中普遍存在。高油、高盐饮食、大量饮酒、不吃早饭、晚餐吃得多、夜宵多等,带来严重的健康问题。

人群中同时普遍存在"恐脂""惧胆固醇"心理。《中国居民膳食营养素参考摄入量》(2013版)认为,对于健康人群来说,在控制总能量的基础上,不需严格控制胆固醇和饱和脂肪酸的摄入量,同时对健康成人能量和蛋白质的推荐摄入量及脂肪供能比给出明确的建议(见表2-14)。

表 2-14　健康人群能量和蛋白质的推荐摄入量及脂肪供能比

人群	总碳水化合物/(g/d)	亚油酸/%E[b]	A-亚麻酸/%E	EPA+DHA/(g/d)
	EAR	AI	AI	AI
0 岁～	60(AI)	7.3(0.15 g[c])	0.87	0.10[d]
0.5 岁～	85(AI)	6.0	0.66	0.10[d]

续表

人群	总碳水化合物/(g/d)	亚油酸/%E[b]	A-亚麻酸/%E	EPA+DHA/(g/d)
	EAR	AI	AI	AI
1 岁～	120	4.0	0.60	0.10[d]
4 岁～	120	4.0	0.60	—
7 岁～	120	4.0	0.60	—
11 岁～	150	4.0	0.60	—
14 岁～	150	4.0	0.60	—
18 岁～	120	4.0	0.60	—
50 岁～	120	4.0	0.60	—
65 岁～	—	4.0	0.60	—
80 岁～	—	4.0	0.60	—
孕妇(早)	130	4.0	0.60	0.25(0.20)[d]
孕妇(中)	130	4.0	0.60	0.25(0.20)[d]
孕妇(晚)	130	4.0	0.60	0.25(0.20)[d]
乳母	160	4.0	0.60	0.25(0.20)[d]

注:a—未制定参考值者用"—";b—%E 为占能量的百分比;c—花生四烯酸;d—DHA。

二、高脂血症的饮食处方

饮食治疗和生活方式的调整是治疗血脂异常的基础措施。无论是否需要进行药物辅助调脂治疗,都应当建立健康、合理的生活方式,实施合理的饮食处方。

(一) 控制总能量的摄入

研究表明,三酰甘油和胆固醇升高水平与肥胖程度成正比。对肥胖(或超重)的高血脂患者而言,减轻体重是重要的治疗措施。减肥的基本方法是减少能量摄入,增加能量消耗。在日常生活中,合理选择各营养要素的构成比例,建议每日摄入碳水化合物占总能量的 50%～65%。选择富含膳食纤维和低升糖指数的碳水化合物替代饱和脂肪酸,每日饮食应包含 25～40 g 膳食纤维(其中 7～13 g 为水溶性膳食纤维)。碳水化合物摄入以谷类、薯类和全谷物为主,其中添加糖摄入不应超过总能量的 10%(对于肥胖和高甘油三酯血症者比例应更低)。

1. 控制脂肪的总摄入量及注意脂肪酸平衡

高血脂患者必须减少脂肪摄入,即坚持低脂肪饮食。根据中国营养学会编制的《中国居民膳食指南》,健康人每日摄入的脂肪量应为,通过脂肪提供的能量(供能比)占总能量的 20%～30%。建议每日摄入胆固醇小于 300 mg,尤其是已有动脉粥样硬化(心)脑血管病的人群或高危人群,摄入脂肪不应超过总能量的 20%～30%。高甘油三酯血症者更应尽可能减少每日摄入脂肪的总量,每日食用的烹调油应少于 30 g。要控制含饱和脂肪酸的动物性脂肪如猪油、牛油、黄油、奶油、肥肉等的摄入,这些不应超过总热量的 7%～10%。食用油宜选用含丰富不饱和脂肪酸的植物油,如:含单价不饱和脂肪酸的橄榄油、花生油等,含多价不饱和脂肪酸(亚油酸、亚麻酸、花生四烯酸)的豆油、花生油、玉米油等。当摄入饱和脂肪酸和反式脂肪酸的总量超过规定上限时,应该用不饱和脂肪酸来替代剩余所需能量的来源。

为降低血脂,减少心脑血管疾病的发生,血脂异常的人群必须强调严格控制胆固醇和饱和脂肪的摄入,进食占总量一定比例的 n-3 系列和 n-6 系列多不饱和脂肪酸。2017年,中华人民共和国国家卫生和计划生育委员会发布《脑卒中患者膳食指导》,建议脑卒中患者多食单不饱和脂肪酸类食物如茶油、麻油等,多食含磷脂丰富的食物如植物油、种子、坚果等,少食含反式脂肪酸的食物如人造奶油、蛋糕、饼干、油炸食品、乳酪产品以及花生酱等。

2. 适当限制糖分和盐,补充维生素和纤维素

不宜过多吃糖,特别是含有单糖和双糖的食品,以防糖过剩变成脂肪。宜增加摄入食物的种类,如五谷杂粮、豆类及富含维生素和纤维素的新鲜蔬菜和水果,饮食宜清淡,适当限盐。

(二)保证蛋白质摄入量

膳食蛋白质与高血脂的关系比较复杂,目前比较一致的观点是,高血脂患者应保证饮食中足够的蛋白质摄入量。《中国成人血脂异常防治指南》建议高血脂患者每天蛋白质摄入量应占总能量 15%左右,即大概每天 60～70 g 蛋白质。尤其是要保证优质蛋白的摄入量,比如鱼、肉、蛋、奶、豆制品等,以上均可适当摄入。可提供优质蛋白的动物性食物的多价和单价不饱和脂肪酸同时也是高脂血症患者的最佳选择,例如,在深海鱼油中含有极为丰富的多价不饱和脂肪酸 EPA 和 DHA,禽类如鸡、鸭、鹌鹑等含有单价不饱和脂肪酸,均对预防冠状动脉血管病有效。

(三)高脂血症患者常见的饮食误区

许多高脂血症的患者由于对高脂血症的认识不够,容易陷入误区。

1. 误区一:得了高血脂,以后只能吃清水煮的菜。

适量的"油"不仅能提供人体所需的脂肪酸,促进人体吸收脂溶性维生素等有益物质。人体每天需要摄入至少 20 g 膳食脂肪才能维持胆汁的正常分泌,从而预防胆结石的发生。如果膳食脂肪摄入不足,也会造成脂肪酸的缺乏,进而损害身体和皮肤的健康。

2. 误区二:得了高血脂,不吃肥肉,但瘦肉、花生瓜子零食等可以随便吃。

很多患者都认为只有"油"才是膳食脂肪的唯一来源,因此炒菜少放油就算是限制脂肪摄入了。其实不然,日常食用的很多食物中都含有脂肪。根据它们存在的方式,可笼统地分成两大类:看得见的脂肪和看不见的脂肪。这些看不见的脂肪恰恰会使我们食入过量,比如一把花生(20 粒)或者一小袋(40 粒)瓜子内含的油脂量相当于一勺油(10 g)的含脂量。

第六节　健康成人运动处方

科学研究表明，运动有益健康，并且对大多数成年人而言，运动带来的好处远远大于其风险。长期的静坐与心血管疾病死亡率升高、代谢疾病恶化和抑郁症的发生均有相关性，也就是说，即使达到了规定的运动处方推荐的运动量，如果其余时间仍处于静坐少动的状态，也不利于健康。因此，除了增加体力活动外，运动处方还应该包括减少静坐少动的时间。

一、运动处方概述

运动处方最早是美国生理学家卡波维奇在 20 世纪 50 年代提出的，1969 年世界卫生组织正式使用该术语。

运动处方的完整定义是，康复医师或治疗师对从事体育锻炼者或患者，根据医学检查的资料（包括运动试验和体力测验），按其健康、体力以及心血管功能状态，用处方的形式规定运动的形式、强度、时间、频率，并提出注意事项。运动处方是指导人们有目的、有计划和科学锻炼的一种方法。一份理想的运动处方应该能够满足运动者对健康和体适能的要求。对于成年人而言，运动处方能够促进健康相关体适能，即提高心肺耐力、肌肉力量和耐力、柔韧性等，因此，以保持、提高体适能和健康为目的的运动计划必须包括以下几部分：有氧运动、抗阻运动、柔韧性练习和神经动作练习。

为了减少肌肉骨骼的损伤和降低心脑血管并发症的风险，运动处方的基本要素除了热身运动、整理活动、拉伸活动以及循序渐进地增加运动量和强度，还包括：① 运动前进行健康检查和评估；② 从小强度至中等强度开始实施运动计划；③ 循序渐进地增加运动的种类和强度。

二、运动训练的构成

1. 热身运动：5～10 min 从小至中等强度的心肺耐力和肌肉耐力活动。热身运动可以调节机体的生理机能，以适应强度运动，避免降低发生损伤的风险。

2. 强度运动：20～60 min 有氧运动、抗阻运动或竞技运动（有氧运动也可以分为多次运动累计 20～60 min，但是每次运动不短于 10 min）。

3. 整理运动：5～10 min 从小至中等强度的心肺耐力和肌肉耐力活动。整理运动的目的是使运动者心率和血压等生理指标逐步恢复到正常水平，同时消除机体在较大强度运动时肌肉产生的代谢产物。

4. 拉伸运动：在热身或整理活动之后进行至少 10 min 的拉伸活动。热身运动和整理运动不能替代拉伸运动，且拉伸运动一般在热身运动或整理运动后进行，或者在使用保温袋热敷肌肉后进行。

三、有氧运动处方

1. 运动频率

为了促进或保持健康/体适能,推荐给大多数成年人的有氧运动频率为:每周至少 5 d 中等强度的有氧运动,或每周至少 3 d 较大强度的有氧运动,或每周 3～5 d 中等和较大强度相结合的运动。

有些人可以通过每周仅 1～2 d 较大强度或运动量特别大的活动来促进健康/体适能,即所谓的"周末勇士",但这种方式对一般非专业人群而言,易发生肌肉骨骼损伤和心血管意外风险,所以不建议普通人群采用。

2. 运动强度

运动强度与获得的健康/体适能益处有着明确的量效关系。根据超量恢复原则,低于最小强度或阈值的运动无法刺激机体的最大摄氧量等生理参数发生改变。但目前的研究结果显示,最小阈值强度与多种因素相关,包括运动者的心肺耐力水平、年龄、健康状况、生理差异、日常体力活动水平,以及社会和心理状态等因素。因此,很难为心肺耐力运动准确定义一个通用的最小阈值强度。

推荐大多数成年人进行中等($40\%\sim60\%$ HR_{max} 或 VO_{2max})至较大强度($60\%\sim90\%$ HR_{max} 或 VO_{2max})的有氧运动;建议健康状况不好的人进行小强度($30\%\sim40\%$ HR_{max} 或 VO_{2max})至中等强度的有氧运动。

常见心肺耐力和抗阻运动的强度如表 2-15 所示。表 2-15 中 VO_{2max} 需要气体代谢测定设备测定,HR_{max} 则多数使用基本信息进行推测,常用的推测方法(见表 2-16)。需要强调的是,不同方法得出的强度分类或结果可能不同,这需要我们根据运动者的具体情况进行具体分析。当普通人群难以判断时,建议至医院的运动医学科或康复中心咨询。

表 2-15 不同年龄段运动强度参数

强度	相对强度			绝对强度	不同年龄的绝对强度(MET)			抗阻运动相对强度
	$\%HR_{max}$	$\%VO_{2max}$	RPE	MET	青年人	中年人	老年人	$\%1RM$
最低	≤57	≤37	≤9	<2.0	<2.4	<2.0	<1.6	<30
较低	57～64	37～45	10～11	2.0～3.0	2.4～4.8	2.0～4.0	1.6～3.2	30～50
中等	64～76	45～64	12～13	3.0～6.0	4.8～7.2	4.0～6.0	3.2～4.8	50～70
较大	76～96	64～91	14～17	6.0～8.8	7.2～10.2	6.0～8.5	4.8～6.8	70～85
最大	≥96	≥91	≥18	≥8.8	≥10.2	≥8.5	≥6.8	≥85

注:HR_{max}—最大心率;MET—代谢当量;RPE—主观疲劳程度;VO_{2max}—最大摄氧量;RM—重复次数的最大重量。

表 2-16　常用的推测 HR_{max} 的公式

参考作者	公式	适用人群
Fox	$HR_{max}=220-$年龄	少部分男性和女性
Astrand	$HR_{max}=216.6-0.84\times$年龄	4～34 岁男性和女性
Tanaka	$HR_{max}=208-0.7\times$年龄	健康的男性和女性
Gelish	$HR_{max}=207-0.7\times$年龄	所有年龄段和体适能的成年男女
Gulati	$HR_{max}=206-0.88\times$年龄	运动负荷试验无症状的中年女性

3. 运动时间(持续时间)

运动时间是指一段时间内进行体力活动的总时间。对大多数成年人推荐的运动量是,每天累计进行 30～60 min(每周至少 150 min)的中等强度运动,或每天 20～60 min(每周至少 75 min)的较大强度运动,或中等和较大强度结合的运动。每天运动时间即使不足 20 min 对健康也是有益的,尤其是对于那些平时经常处于静坐少动状态的人。如果运动训练的目的是管理体重,那么可能需要更长的时间(每天 60～90 min)。

运动时间可以一次完成,也可以通过一天单次至少持续 10 min 的多次活动累计完成。对健康成年人而言,虽然不足 10 min 的活动可能也是有益的,但目前仍需要更多研究来确定其有效性。因此,除非是有一些慢性疾病或其他影响因素,否则建议单次运动时间不少于 10 min。

4. 运动量

运动量由运动频率、强度和时间共同决定的,可以用 MET·min/w 和 kcal/w 表示。

(1) MET·min:是衡量运动量的一个指标,即对人们从事各种体力活动的总和进行标准的量化。计算方法是用一项或多项体力活动的 METs 乘以进行每项活动的时间(即 METs×min),通常用每周或每天的 MET·min 来衡量运动量的大小。

(2) kcal:指 1 kg 水温度升高 1℃所需要的热量。通常用每周或每天活动所消耗的千卡热量作为衡量运动量的标准。

也可以用 METs 来计算 kcal/min,或者反过来计算,即利用换算公式:

$$kcal/min=[METs\times3.5\ mL/(kg\cdot min)\times体重(kg)\div1\ 000]\times5$$

如某男,45 岁,体重 70 kg,每天进行 30 min 的慢跑锻炼(强度约 7 METs),每周运动 3 d,那么他每周的总运动量为:

$$7\ METs\times30\ min\times3\ 次/w=630\ MET\cdot min/w$$

$$[7\ METs\times3.5\ mL/(kg\cdot min)\times70\ kg)\div1\ 000]\times5\times30\ min\times3\ 次/w=77\ 175\ kcal/w$$

推荐大多数成年人的运动量是 500～1 000 MET·min/w,相当于消耗 1 000 kcal/w 的中等强度体力活动,大约每周 150 min 中等强度的运动,或每天步行至少 5 400～7 900 步。但通常的计步器估算可能存在较大的潜在误差,不建议作为常规计算方法。

5. 方式

建议运动者进行有节律、大肌群参与的有氧运动,具体参见表2-17。但需注意的是,选择时应坚持训练的特异性原则,即机体对不同的运动方式会发生特异的生理适应。

表 2-17 促进健康的有氧运动模式

分组	运动类型	推荐人群	运动举例
A 类	需要最少技能或体适能的耐力活动	所有成年人	步行、自行车、水中运动、慢节奏舞蹈
B 类	需要最少技能的较大强度耐力运动	有规律锻炼的成年人或至少中等体适能水平者	慢跑、跑步、划船、有氧健身操、动感单车、椭圆机、爬台阶、快节奏舞蹈
C 类	需要技能的耐力运动	有技能的成年人或至少中等体适能水平者	游泳、越野滑雪、滑冰
D 类	休闲运动	有规律锻炼计划的成年人或至少中等体适能水平者	网羽运动、篮球、足球、高山速降、徒步旅行

为了促进健康,建议所有成年人都进行有节律、大肌群参与、所需技巧难度较低、至少中等强度的有氧运动。而拥有较高技能或体适能水平的运动者,则可以考虑进行需要技巧和较高体适能水平的竞技运动。

6. 进度

运动计划的进度取决于运动者的健康状况、体适能、训练反应以及运动的目的。在运动计划的开始阶段,建议逐渐增加运动时间,一般成年人推荐的合理进度是:在计划开始的4~6周中,每隔1~2周后每次训练的时间延长5~10 min;当其规律锻炼至少1个月后,接下来的4~8个月(老年人或体弱者适当延长),逐渐增加强度、时间、频率等,直至达到推荐的运动总量。同时要密切观察运动者是否出现因运动过量而产生的不良反应,如运动后难以缓解的呼吸急促、疲劳或肌肉酸痛等,此时应该降低运动量。

四、有证据支持的有氧运动处方各要素推荐(表 2-18)

表 2-18 有氧运动处方推荐表

要素	推荐内容
频率	中等强度运动每周不少于5 d,或较大强度运动每周不少于3 d,或中等强度与较大强度运动结合每周不少于3~5 d
强度	推荐大多数成年人进行中等或较大强度运动。 轻到中等强度运动可使非健康个体获益
持续时间	推荐大多数成年人进行每天30~60 min 的中等强度运动,或20~60 min 的较大强度运动,或中等到较大强度相结合的运动。 每天短于20 min 的运动也可使静坐少动的人群获益
类型	推荐进行规律、有目标、能动用主要肌肉群、表现为持续有节律的运动

续表

要素	推荐内容
运动量	推荐的运动量每周应至少 500～1 000 MET·min。 每天至少增加 2 000 步,使每天的步数不少于 7 000 步,以获得健康益处。 不能或不愿意达到推荐运动量的个体进行小运动量的运动也可获得益处
模式	运动可每天一次性达到推荐量,也可每次不少于 10 min 的累计。 每次少于 10 min 运动适合健康状况较差的患者
进度	对运动持续时间、频率或强度进行调整,逐步达到运动目标。循序渐进的运动方式有助于锻炼者坚持,并减少和避免骨骼肌肉损伤和不良心血管问题

第七节　高血压患者运动处方

高血压是心脑血管疾病发生和死亡最重要的危险因素,积极规律的运动可降低高血压的患病风险,以改善患者的体质和提高健康水平。大量证据显示,适量运动可降低高血压患者心脑血管疾病进展的风险。规律(每周≥3 d)且每次持续一段时间(30～45 min 或以上)中等强度的运动可使收缩压下降 5～17 mmHg,舒张压下降 2～10 mmHg。

一、运动原则

高血压患者常伴有多种健康危险因素或慢性疾病,有一定的运动风险,运动干预方案的制定需重点强调安全性、有效性和运动监控,即选择适合当前健康水平和健康目标的体育活动类型,通过循序渐进的运动获得健康益处。

二、运动前评估

运动干预前要充分考虑各个危险因素和伴随疾病的情况,咨询医生、医疗保健人员、运动指导师等,在运动前进行体质测定和医学检查(表 2-19),以免因运动诱发心血管事件等,充分保障运动安全。对于血压高、超重和肥胖或者心肺耐力较低的个体,需要进行临床运动测试。传统临床运动测试指在心电监控下的最大强度运动测试,在有条件的临床实验室可进行运动平板试验或功率自行车测试;实验室以外,可以采取场地测试的方法,成年人采用 6 min 步行试验。

表 2-19　运动前医学检查项目

项目	内容/方法
医疗史	患病史、住院史和治疗史(尤其是心脑血管疾病)、用药史、过敏史、家族史,目前症状及运动、神经等系统中影响运动的因素
运动习惯	既往 3 个月和近 1 周内运动天数、每次运动时间、运动类型,每日工作的体力活动情况

续表

项目	内容/方法
体格检查	血压、心率(必要时做心电图)、血生化、超声心动图、外周血管超声检查、神经功能检查、肺功能检查
体质测试	人体成分(体重、体重指数、腰围、体脂率)、心肺耐力(运动心肺试验、6 min 步行试验)、肌肉力量、柔韧性、平衡能力

未进行药物或其他方式控制的三级高血压患者,必须由临床医生进行评估并服用降压药物之后才可开始训练计划。

三、运动方法

1. 运动方案:高血压患者的运动干预,需重点强调运动安全和运动监控。高血压患者的运动干预可参照推荐方案(表 2 - 20);高血压合并冠心病或经皮冠状动脉介入治疗支架置入术后患者的运动干预可参照推荐方案(表 2 - 21)。

表 2 - 20　高血压患者运动干预推荐方案

运动类型	运动频率	运动强度	持续时间	运动方式
有氧运动	每日都可运动,至少每周 3～4 次	中等强度(达到 40%～60%心率储备)	可选择一次持续 30～60 min 的运动;也可采取短时间多次累积的方式,每次至少 10 min,每日累计 30～60 min	快走(≥5 km/h)、走跑结合(跑步成分<10 min)、骑自行车、广场舞、球类运动
抗阻运动	每周 2～3 d(同一组肌群间歇时间至少 48 h)	60%～80% 1 - RM	至少 1 组,每组重复 8～12 次	举重、哑铃、器械、俯卧撑、平板支撑等
柔韧性锻炼	每周至少 2 次,最好每日练习	拉伸到拉紧或稍微不适状态(出现微微酸痛感)	静力性拉伸,每次保持 10～30 s,重复 2～4 次,每日累计至少 10 min	对所有肌肉、肌腱单元进行系列的牵伸,如瑜伽、太极拳

注:有氧运动的强度可用运动目标心率估算,目标心率(次/min)=心率储备×期望强度(%)+安静心率,其中心率储备(次/min)=220-年龄-安静心率。无氧运动的强度 1 - RM 指在保持正确姿势且没有疲劳感的情况下,一个人一次能举起的最大重量。

表 2 - 21　高血压合并冠心病或经皮冠状动脉介入治疗术后患者运动干预推荐方案

运动类型	运动频率	运动强度	持续时间	运动方式
有氧运动	每周至少 3～5 次;运动耐力较差的患者,可每日进行多次短时间运动(每次 1～10 min)	中等强度(达到 40%～60%心率储备);已确定心脏缺血阈值的患者,运动处方强度应低于缺血阈值心率值 10 次/min;在运动测试后或在康复过程中 β 受体阻滞剂的服用剂量发生改变时,建议重新进行运动测试,调整运动强度	每次 20～60 min,首次运动后,逐次增加 1～5 min,直到运动时间累计达到最大推荐量 60 min	快走(≥5 km/h)、走跑结合(跑步成分<10 min)、骑自行车、有条件时可使用上肢功率车、下肢功率车、划船机、跑步机

运动类型	运动频率	运动强度	持续时间	运动方式
抗阻运动	每周2～3次(同一组肌群间歇时间至少48 h)	上肢30%～40% 1-RM,下肢50%～60% 1-RM	每组8～12个,共3组,组间休息2～3 min	举重、哑铃、器械、俯卧撑、平板支撑等

注:有氧运动的强度可用运动目标心率估算,目标心率(次/min)＝心率储备×期望强度(%)＋安静心率,其中心率储备(次/min)＝220－年龄－安静心率。无氧运动的强度1-RM指在保持正确姿势且没有疲劳感的情况下,一个人一次能举起的最大重量。

2. 注意事项

(1) 高血压患者不需要进行较大强度(≥60%心率储备)的有氧运动,中等强度的有氧运动(40%～60%心率储备)即可取得最佳风险收益比。

(2) 降压药物,如β受体阻滞剂、钙通道阻滞剂以及血管扩张剂,会引起运动后血压突然下降,需要延长整理活动时间并密切观察。

(3) 运动方案时效与调整:运动3周后可增加运动时间和强度,或评估是否继续运动,或是否要调整下一阶段的训练。

(4) 运动初期以及运动一段时间后需随访患者运动后的情况,并复诊血压情况。

3. 运动过程中急性事件的预防和处理

(1) 高血压患者急性心肌梗死的预防与处理:结合患者经历,描述急性事件发生时的症状,回顾心脏病发作时常见的征兆,以进行症状识别。指导患者如出现心脏病发作的征兆或体征应采取以下步骤:停止正在从事的事情,立即坐下或平躺;如症状在1～2 min内无缓解,如有硝酸甘油应舌下含服1片;如不适症状在3～5 min内无缓解或加重,舌下再含服硝酸甘油1片,继续等待5 min,必要时再含服硝酸甘油1片。如果症状无缓解或无硝酸甘油,应马上呼救,自己或在他人帮助下拨打求救电话,需紧急转运至最近医院的急救中心,不可自行驾车。

(2) 高血压合并糖尿病患者的常见运动风险及预防:低血糖是糖尿病患者进行运动面临的最严重问题。运动后可能会发生急性血糖下降,即使在高血糖阶段也可能发生。症状包括颤抖、虚弱、异常出汗、焦虑、口和手发麻、神经质,神经性低血糖症状包括头痛、视力障碍、反应迟钝、遗忘、昏迷。低血糖可能会在运动后12 h出现,患者应避免运动时间过晚,否则会加重夜晚低血糖发生的风险。避免空腹锻炼,建议在餐后1 h开始运动,可避免在胰岛素作用处于高峰期时因胰岛素吸收过快而引起的低血糖反应,运动时可携带一些果糖。一些药物可掩盖或加重运动后的低血糖反应,如β受体阻滞剂、华法林、钙通道阻滞剂和利尿剂等。剧烈运动还可加重退行性关节、视网膜病变以及外周神经病变。外周神经病变的患者由于触觉以及对冷、热和其他刺激的缺失,需注意双手及双脚的保护,避免受伤。

(3) 高血压合并冠心病或经皮冠状动脉介入治疗术后患者的运动风险及预防指导:不完全血运重建的经皮冠状动脉介入治疗术后患者,运动诱发心肌缺血的风险增加,如心绞痛、心肌梗死。应评估此类患者支架植入部位发生再狭窄的可能性。发生心绞痛的患者应注意监测症状发生的频率、持续时间、诱因以及相关的运动强度。还需注意,中高强度抗阻运动比有氧运动更容易使血压升高,应保障康复现场有检测和复苏设备,包括除颤仪及相关药物。

(4) 强调运动前热身及运动后放松的重要性。

第八节 糖尿病患者运动处方

研究表明,运动有助于改善 2 型糖尿病个体胰岛素敏感性、患者的骨骼肌功能、脂肪和蛋白质代谢,预防和治疗糖尿病并发症,改善患者心理状态。对于正常人群,运动能降低糖尿病的发病风险。

一、运动原则及运动前评估

1. 安全性。运动禁忌包括糖尿病酮症酸中毒、空腹血糖(FPG)＞16.7 mmol/L 或＜4.0 mmol/L、严重心脑血管疾病、合并急性感染及血压超过 180/120 mmHg 等。

2. 科学性,有效性。① 中等强度或以下运动(每周 150 min),每周 3～5 次;② 以有氧运动(40%～70%最大心率)为主,阻抗(每周 3 次)为辅;③ 运动间隔时间不超过 3 d;④ 时间为餐后 1～3 h 为宜。

3. 专业人员指导并制订个体化运动方案。根据康复医师、糖尿病专科医师、运动治疗师及其他专业科室医师的意见,对患者进行评估,制定对应的运动方案。

4. 实施全方位的管理,运动治疗中的监测。① 运动前监测血糖;② 运动前测量血压;③ 天气过于寒冷或过于炎热的情况下,不建议进行室外运动;④ "一、三、五、七"口诀:"一"指饭后 1 h 运动,"三"指运动的持续时间长于 30 min,"五"指每周运动的天数不要少于 5 d。"七"指每次运动时目标心率达到最大心率的 60%～70%。

5. 实施运动计划的动态调整。依照由少到多、由轻到重、由简到繁及周期性原则和适当恢复性原则,再根据实际情况进行动态调整。

二、运动方法

1. 运动的形式

有氧运动和抗阻训练相结合,以有氧运动为主,如骑自行车、慢跑、跳绳、爬楼梯、游泳、步行、跳舞和健美操等,抗阻运动包括仰卧起坐、深蹲起、仰卧、推举等。

2. 运动强度

① 最低强度的运动(约锻炼 30 min),如散步、做家务、打太极拳、购物等;② 低强度运动(约锻炼 20 min),如跳交谊舞、下楼梯、骑车等;③ 中等强度运动(约锻炼 10 min),如慢跑、上楼梯、做广播操等;④ 高强度运动(约锻炼 10 min),如跳绳、游泳、打篮球等。

三、运动量、时间和频率

1. 运动量

用心率来衡量运动量是比较简单的方法,比较适宜的心率＝170－年龄(岁)/min。

2. 运动时间

可以从 10 min 开始,延长至 30～40 min。其中达到靶心率的运动训练时间必须是 30 min 以上,一般不超过 60 min。根据体力和身体情况决定运动时间的长短。

3. 运动频率

研究发现,运动间歇超过 3～4 d,运动锻炼会因效果蓄积作用的减少而难以产生疗效,因此提倡不间断运动。一般认为每周运动锻炼 5 次,每次 30～60 min 是最为适宜的。如果身体条件比较好,可以坚持每天运动。

四、运动的注意事项

1. 运动前

① 确定运动方式和运动量;② 选择适合运动的鞋和袜,注意鞋的密闭性、透气性和弹性;③ 运动场地要平整、安全,空气新鲜;④ 运动安排在餐后 1～3 h 为宜。

2. 运动时

① 先做 15 min 热身运动,运动过程中注意心率的变化。② 运动中注意饮一些白开水,以补充水分和氧的消耗,出汗多时补充淡盐水为佳。③ 如果出现乏力、头晕、心慌、胸闷、憋气、出虚汗、腿痛等不适,应减慢速度停止运动。④ 运动即将结束时,再做 10 min 左右的恢复整理活动。⑤ 根据血糖运动:如果血糖＞13.9 mmol/L,出现酮体,避免运动;如果血糖＞13.9 mmol/L,未出现酮体,谨慎运动;如果血糖＜5.6 mmol/L,应摄入额外的碳水化合物后方可运动。⑥ 随身携带糖果,当血糖较低时及时含服,避免低血糖发生。⑦ 随身携带糖尿病卡,写明姓名、年龄、住址、电话等。⑧ 运动后仔细检查双脚,发现红肿、青紫、水疱、血泡、感染等应及时处理。

3. 其他

① 运动时间和运动强度相对固定;② 注射胰岛素的患者,运动前应将胰岛素注射在腹部;③ 有条件者最好在运动前和运动后各测一次血糖。

五、运动时并发症的处理

1. 并发症加重时停止运动,并根据病情做出相应的处理。

2. 低血糖时立即进食。

3. 运动创伤时及时冰敷包扎,就近送医。

第九节　高脂血症/肥胖人群运动处方

一、高脂血症患者运动处方

合理的运动可以减轻体重、降低血浆三酰甘油和胆固醇水平。长期坚持运动治疗，能有效改善高脂血症。

（一）运动原则

原则上各种类型的高脂血症都适宜于运动治疗，但要根据个人体质、疾病情况等具体情况制定个体化的有针对性的运动处方，选择适合的运动强度、持续时间及运动频率。除此之外，坚持不懈和尽量增加能量消耗是对高脂血症患者运动锻炼的基本要求。

（二）运动前评估

在运动锻炼前，必须做全面的体检。检查的内容应包括身高、体重、心率、血压、心电图、心电运动试验等，有条件的还可以做体脂率的检测，从而初步了解患者所能承受的心脏运动负荷。有伴发疾病的患者，要注意咨询医务人员的意见，以免发生运动不适应或心脑血管意外。

以下情况禁忌运动锻炼：高脂血症合并各种急性感染、发热、近期心电图改变或急性心肌梗死、不稳定型心绞痛、未控制的心律失常、三度房室传导阻滞、充血性心力衰竭、未控制的高血压、糖尿病酮症酸中毒、下肢坏疽、严重的甲状腺功能减退、肾功能不全等。

（三）运动方案

有氧运动是运动方案的基础，柔韧性练习和抗阻练习是辅助。运动项目以有节奏、重复性的轻中等强度运动为宜。应根据患者自身的情况，选择对自己适宜的运动项目，例如：长距离步行或远足、慢跑、骑自行车、体操、太极拳、游泳、乒乓球、羽毛球等。具体运动方案及注意事项如下：

1. 运动时间

运动持续时间应该合理，如达到个体最大心率的 79%～85% 后持续运动 20～30 min。运动开始前做 5～10 min 的预备运动，使脉搏缓慢地升至适宜范围。运动终止前也应有 5～10 min 的减速期，使血液从四肢流向心脏，避免出现心脏缺血等症状。

2. 运动强度

根据患者承受能力和身体素质，进行合理的活动强度控制。以有氧运动锻炼为主，如游泳、羽毛球、快走、体操等。

第一阶段：可在锻炼前后各休息 5 min，每次锻炼 20 min。对于体力较差或年龄较大者，需在锻炼期间适当休息 1～2 min。

第二阶段：可增加运动时间，正常情况下为 30 min，期间适当休息 1～2 min。

第三阶段：可维持锻炼 30 min 左右，且根据自身体力，适当加入健步走锻炼，保持 100 步/min 频率，每周运动 5～7 次，坚持 8 个月，遵循循序渐进、持之以恒的原则。在锻炼期

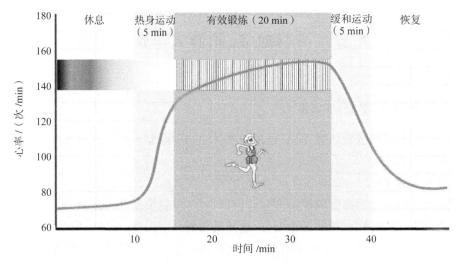

图 2-2　有氧运动过程中心理控制范围

间,加强心率监测,以最大耗氧量的 60% 为度。一旦出现头晕、眼花、出冷汗、胸前区压迫感、呼吸困难等情况,须停止锻炼,来院咨询并适当调整运动处方。

3. 运动频率

中老年人代谢水平降低,疲劳后恢复时间长,运动频率可适当减少。

(1) 体质弱者:选择运动量较小的项目,每周 4～5 次,每次 20～30 min;

(2) 体质强者:选择运动量较大的项目,每周 5～7 次,每次 40～60 min。

4. 因人、因时、因地制宜

一天之中,清晨空气污染最为严重,尤其是浓雾天气,锻炼者呼吸加深加快,很易吸入污物、灰尘,这样细菌、病毒便经呼吸道进入人体,极易造成肺、气管感染,所以不宜清晨锻炼,最好在下午或傍晚锻炼。

(四) 注意事项

1. 如在饭前锻炼,至少要休息 30 min 后才能用餐;如在饭后锻炼,应至少要休息 1 h 才能进行。也有人喜好在晚上睡觉前锻炼,为了避免锻炼后过度兴奋而影响入睡,应在临睡前 2 h 结束锻炼。冠心病、肾脏疾病等患者的锻炼方案应在医生的指导下确定。

2. 运动不可盲目,要重视运动感觉,出现严重呼吸费力、前胸压迫感、头昏眼花、面色苍白等症状时,立即缓冲式渐停后平卧休息。

3. 高脂血症患者若无其他合并症,运动量可保证在中等强度,相当于每天慢跑 3～5 公里的运动量;合并轻度高血压、肥胖、糖尿病且无症状性冠心病等疾病的患者应适当调整运动量,以锻炼时无身体不适为原则,必要时咨询医生;合并重度高血压、心脏病、糖尿病、肝肾功能不全的患者禁止运动。

4. 运动贵在持之以恒,持续运动才有疗效。高脂血症的运动治疗不可能一蹴而就,需要长期坚持,循序渐进。

5. 所有运动的早期都应实行个体化方案,不应该千篇一律。高血脂伴有其他疾病患者的运动疗法也各不相同,应该结合患者的身体状况,来选择最合适的运动方案。

二、肥胖患者运动处方

肥胖不仅仅与代谢紊乱相关,而且还是一种慢性代谢病。引起肥胖的根本原因是能量代谢失衡。当摄入能量大于所消耗的,多余的能量便以脂肪的形式储存在体内,从而引起肥胖。

(一) 运动前评估

从未进行过体育活动的肥胖者,在运动锻炼开始之前应做体格检查。以往曾参加过体育活动的肥胖者,在运动锻炼过程中,也应经常进行阶段性体格检查,必要时应做肝、肾、肺功能和心电图检查。运动前评估主要是为了了解肥胖者的健康状况,如有无糖尿病、高血压、冠心病、肾脏病等合并症,并根据其严重程度,以确定能否进行运动锻炼。

以下情况禁忌运动锻炼:各种急性感染、发热,近期心电图改变或急性心肌梗死、不稳定型心绞痛、未控制的心律失常、三度房室传导阻滞、充血性心力衰竭、未控制的高血压、糖尿病酮症酸中毒、下肢坏疽、严重的甲状腺功能减退、肾功能不全等。

(二) 运动方案

1. 运动项目

运动训练有三类,分别是有氧运动、抗阻运动和柔韧性运动。

(1) 有氧运动:建议先从小强度开始,再增加抗阻运动,接着是有氧运动加抗阻运动。每天大概 60~90 min,每次最好长于 10 min。

(2) 柔韧性运动:即各个关节的屈伸。柔韧性运动对肥胖和心血管疾病没有直接效益,但是如果没有进行很好的柔韧性运动,那么有氧运动和抗阻运动效果会下降。有氧运动宜每天都做,抗阻运动可隔天一次。

(3) 抗阻运动:青年人可肩上推举或举哑铃,锻炼肱二头肌;老年人可以用弹力绳,做的时候力量应柔和以避免受伤。女孩子要减大腿,深蹲是王牌动作。减腹部可以选择仰卧卷腹和仰卧举腿。以上的运动量都做三组,每组重复 8~15 次。此外,做平板支撑可以锻炼腹部和背部肌肉。收腹快速走,速度应达到 90 m/min,每天大概 60 min,可锻炼核心肌肉。

2. 运动频率

间隔时间不超过 72 h,运动频率最好是隔天一次或每天一次,不可间隔太长时间。热身运动每次运动前必做,以将关节充分活动开;有氧运动每周至少 5 d,最好每天运动 1~2 次;每周进行 2~3 d 的抗阻力运动;每次运动过后都要做放松拉伸。

3. 运动时间

每次运动持续 10 min,脂肪就已经开始消耗了。一天运动累计 30 min 以上、60 min 以内能够很好地消耗一定的脂肪。原则上一次性持续运动时间建议不超过 1 h,尤其是 40 岁以上的人,因为一次性运动超过 30 min 对关节不好,所以可以分 2~3 个时间段来运动,能达到同样的效果。

4. 运动强度

中等强度运动是通过脂肪来供给能量,此时消耗的脂肪量是最大的,故减肥效果最好。高强度运动时肌糖原供应能量的比例更大,脂肪消耗不如中等强度。

有五种推算适合运动强度的方法:

(1) 年龄推算:用 220 减去年龄就是预测心率,这个心率的 60%～70% 就是适合的运动强度。

(2) 观察心跳和呼吸:中等运动量表现为,运动时呼吸和心跳稍有加快,呼吸不急促,微微出汗,稍微感觉到累,第二天起床不感到疲劳。

(3) 饥饿感:运动 1 h 后没有饥饿感,吃饭也不会狼吞虎咽。如果运动后更饿或吃得更多了,说明运动量过大要减量了。

(4) 老年人运动后可自如说话:60 岁的老年人,在运动时根据是否自如说话或唱歌,可以判断他的运动强度。有的老年人边运动还能唱歌,说明运动强度太小了;如果运动时话都无法说,说明强度太大了。

(5) 抗阻运动的强度:根据重复的阻力大小判断强度是否合适。比如抬举哑铃,重复 10 次很累,说明这个强度刚刚好;轻松做到 20 个不累,说明这个强度太轻;如果做 5 个就不行了,说明强度太大了。中等强度大概是能重复 8～12 次。

5. 运动组合:第一个月以全身中小强度有氧耐力运动为主;第二个月在有氧耐力运动的基础上,逐渐增加阻力训练;第三个月为有氧耐力加适当的阻力训练。

(三) 注意事项

1. 不要急于追求体重下降,首先要增强身体机能。

2. 运动时遵循循序渐进、长期坚持、注意安全等原则。

3. 每一次运动都要有三部曲:热身 10～15 min,训练长于 10 min,整理 5～10 min。

4. 运动以第二天不感到疲劳为宜。

5. 合并心血管系统疾病及老年肥胖者进行力量练习时应降低强度,避免憋气、过度运动。

6. 严寒酷暑、身体不适时应停止锻炼。

第十节　心脏病患者运动处方

研究显示,运动锻炼可改善血管内皮功能,稳定冠状动脉斑块,促进侧支循环建立,改善心功能,降低心血管事件的发生率和死亡率,提高生活质量,对于预防和治疗心血管疾病具有重要意义。本节针对冠心病患者建立运动处方,旨在为冠心病患者康复提供具体的运动指导。

为冠心病患者提供安全和有效的运动治疗处方包括两部分:首先必须对患者进行运动风险评估,根据危险分层方案评价患者运动风险;其次根据危险分层及运动处方原则提供个体化运动处方。

一、运动风险评估

评估内容包括:心血管病史及其他器官疾病病史;体格检查,重点检查心肺和肌肉骨骼系统;了解最近的心血管检查结果,包括血液生化检查、12 导联心电图、冠状动脉造影、超声心动图、运动负荷试验、血运重建效果、起搏器或植入式心脏复律除颤器功能;目前服用的药物,包括种类、剂量、服用方法和不良反应;心血管病危险因素控制是否达标;日常饮食习惯和运动习惯。

(一)运动负荷试验

运动负荷试验是心脏运动康复计划开始和结束时临床评估中最重要的部分,可为临床提供以下数据:心肺功能状态、运动时血流动力学的变化、有无心肌缺血、运动是否诱发或加重心律失常,以及有氧运动时的目标心率。包括仪器法运动负荷试验和 6 min 步行试验。

1. 仪器法运动负荷试验。运动负荷试验一般采用踏车或平板运动形式,包括心电图运动负荷试验和心肺运动试验。临床上,应根据患者的病史、心功能和运动能力选择不同的运动负荷方案,包括低水平、亚极量和症状限制运动负荷试验。

(1)低水平运动试验:适用于急性心肌梗死后 1 周左右的患者,运动时限制最大心率<120 次/min,收缩压增加不超过 20~40 mmHg。

(2)亚极量运动试验:适用于无症状心肌缺血及健康人的冠状动脉血供和心功能评定,目标心率达到最大心率的 85%,运动中最大心率=195-年龄。

(3)症状限制运动试验:通常应用于急性心肌梗死后 14 d 以上的患者。要求患者坚持运动,直到出现运动试验必须终止的症状和体征、心电图 ST 段下降>1 mm(或在运动前的基础上 ST 段下降>1 mm)或血压下降或过高。运动中血压下降是最危险的信号,常提示左主干病变。如无上述设备条件完成运动负荷试验,可酌情使用 6 min 步行试验、400 m 步行试验等替代方法。

2. 6 min 步行试验

(1)场地准备:长 20~30 m 的走廊,并做出距离标记。

(2)物品准备:抢救备用物品,包括氧气、硝酸甘油、阿司匹林和除颤仪;操作应用物品,包括秒表(或计时器)、椅子(或轮椅)、硬质夹板、工作记录表、血压计、脉搏血氧仪、心电图机和心率表。

(3)患者准备:穿着舒适的衣服,穿适于行走的鞋子;携带日常步行辅助工具(如手杖);患者应继续服用常规药物;清晨或午后测试前可少许进食;试验开始前 2 h 内避免剧烈活动。

(4)操作步骤:① 患者在试验前 10 min 到达试验地点,于起点附近放置一把椅子,让患者就座休息。核实患者是否有试验禁忌证,确认患者穿着适宜的衣服和鞋子。测量血压、脉搏和血氧饱和度,填写工作表。② 让患者站立,应用 Borg 评分(表 2-22)对其基础状态下的呼吸困难情况进行评分。③ 指导患者:a. 这个检查的目的是在 6 min 内尽可能走得远一些,您在这条过道上来回走,6 min 时间走起来很长,您要尽自己的全力,但请不要奔跑或慢跑。b. 您可能会喘不过气来,或者觉得筋疲力尽。您也可放慢行走速度,甚至停下休息。您还可在休息时靠在墙上,一旦您觉得体力恢复了,应尽快继续往下走。

表 2-22　自我感知劳累用力程度评估的 Borg 评分表

Borg 计分	自我感知的用力程度
6~8	非常非常轻
9~10	很轻
11~12	轻
13~14	有点用力
15~16	用力
17~18	很用力
19~20	非常非常用力

(5) 安全注意事项:① 将抢救车安放于适当位置,操作者应熟练掌握心肺复苏技术,能够对紧急事件做出迅速反应;② 患者出现以下情况应终止试验:胸痛、不能耐受的喘憋、步态不稳、大汗、面色苍白。

(6) 操作注意事项:① 患者测试前不应进行热身运动;② 患者日常服用药物不能停用;③ 测试时操作者注意力要集中,不要和他人交谈,不能数错患者的折返次数;④ 为减小不同试验日期间的差异,应在每天的同一时间点进行测试。

(二) 危险分层方法

冠心病患者运动康复的危险分层如下:

1. 低危。以下所有项都符合时为低危:

(1) 运动或恢复期无症状,包括无心绞痛症状或征象(心电图显示 ST 下移)。

(2) 无休息或运动导致的复杂性心律失常;心肌梗死接受冠状动脉旁路移植术或经皮冠状动脉介入治疗血管再通,术后无合并症;心肌梗死接受溶栓后血管再通;运动或恢复期血流动力学正常。

(3) 无心理障碍(如抑郁、焦虑等)。

(4) 左心室射血分数>50%;心功能储备≥7 MET;血肌钙蛋白正常。

2. 中危。不符合典型高危或低危者为中危:

(1) 中等强度运动(5.0~6.9 MET)或恢复期出现包括心绞痛的症状或征象;

(2) 左心室射血分数为 40%~49%。

3. 高危。存在以下任何一项为高危:

(1) 低强度运动(<5 MET)或恢复期出现包括心绞痛症状或征象。

(2) 休息或运动时出现复杂性心律失常。

(3) 心肌梗死或心脏手术等合并心源性休克或心力衰竭;心脏停搏的幸存者。

(4) 运动时血流动力学异常(特别是运动负荷增加时收缩压不升或下降,或出现心率不升)。

（5）心理障碍严重；左心室射血分数<40％；心功能储备<5 MET；血肌钙蛋白浓度升高。

二、运动处方内容

运动处方应根据患者的健康、体力和心血管功能状态，结合学习、工作、生活环境和运动喜好等个体化特点制定，每一份运动处方的内容应遵循 FITT 原则（F：frequency，频率。I：intensity，强度。T：type，形式。T：time，持续时间）。

（一）运动频率

有氧运动每周 3～5 d，最好每周 7 d。抗阻运动、柔韧性运动每周 2～3 d，至少间隔 1 d。

（二）运动强度

在一定范围内随运动强度的增加，运动所获得的心血管健康或体能益处也会增加。心血管健康或体能益处的最大运动强度阈值需通过运动负荷试验获得。

1. 心率储备法：此法不受药物（如 β 受体阻滞剂等）的影响，临床上较常用。目标心率＝（最大心率－静息心率）×（50％～85％）＋静息心率。

2. 无氧阈法：无氧阈水平相当于最大摄氧量的 60％左右，此水平的运动是冠心病患者的最佳运动强度，此参数需通过心肺运动试验或血乳酸阈值获得。

3. 目标心率法：在静息心率的基础上增加 20～30 次/min，体能差的增加 20 次/min，体能好的增加 30 次/min。此方法简单方便，但欠精确。

4. 峰值心率法：目标心率＝年龄推测的最大心率×（50％～85％），其中，由年龄推测最大心率＝220－年龄。运动强度为中等至高强度，强度范围为 50％～85％。当无法直接从运动测试中得到更准确的数据时，可用此公式计算。建议患者从 50％的最大氧耗量或峰值心率储备开始进行运动，逐渐达到 85％的最大摄氧量或峰值心率储备。

5. 自我感知劳累程度分级法：多采用 Borg 评分表，通常建议患者的运动强度在 11～16 分范围内运动。这种方法适用于没有条件接受运动负荷测试，或正在使用 β 受体阻滞剂治疗，或植入双腔起搏器和频率应答起搏器的患者。对于运动中有心肌缺血的患者，运动靶心率应设定为比诱发心肌缺血的心率少 10 次/min。

（三）运动形式

主要包括有氧运动和抗阻运动。有氧运动包括行走、慢跑、游泳和骑自行车等；抗阻运动包括静力训练和负重等。心脏康复中的运动形式虽然以有氧运动为主，但抗阻运动是必不可少的组成部分。

（四）运动时间

心脏病患者的最佳运动时间为 30～60 min/d。对于刚发生心血管事件的患者，从 10 min/d 开始，逐渐增加运动时间，最终达到 30～60 min/d 的运动时间。

三、注意事项

1. 在运动前要评估患者最近身体健康状况，包括 BMI、血压、药物依从性和心电图的变化等。

2. 根据危险分层决定运动中的心电及血压等医学监护强度。

3. 根据运动前的临床状态调整运动处方的强度和持续时间。

4. 准备心脏急救应急预案。所有参加心脏康复的医务人员需定期接受心脏急救训练,定期参与病例讨论。

5. 运动场地需备有心电监护和心肺复苏设备,包括心脏除颤仪和急救药物等。

6. 指导患者了解自己在运动康复过程中身体的警告信号,包括胸部不适或其他类似心绞痛症状、轻度头痛或头晕、心律不齐、体质量增加和气喘等。

7. 对于患者出现的身体不适及时给予评估和治疗。患者在运动中若出现胸痛、头晕目眩、过度劳累、气短、出汗过多、恶心呕吐以及脉搏不规则等,应马上停止运动。若停止运动后上述症状仍持续,特别是停止运动 5~6 min 后,心率仍增加,应继续观察和处理。如果感觉到有任何关节或肌肉不寻常疼痛,则可能存在骨骼、肌肉的损伤,也应立即停止运动。

8. 强调遵循运动处方进行运动的重要性,即运动强度不超过目标心率或自感劳累程度,并应注意运动时间和运动设备的选择。

9. 强调运动时热身运动和整理运动的重要性,这与运动的安全性有关。

10. 提醒患者根据环境的变化调整运动水平,比如注意冷热、湿度和海拔变化。

11. 强调患者参与运动的动机以提高其依从性。

第十一节　戒烟限酒

一、吸烟与脑卒中的关系

(一) 吸烟的危害

吸烟是脑卒中的一个重要危险因素,根据 *Lancet Neurology*(《柳叶刀神经病学》)杂志公布的全球卒中负担报告,全球 90% 的卒中负担来自三大因素,即不健康行为因素、代谢因素和环境因素。

据权威研究报道,研究人员评估了 50 岁以下男性吸烟量与缺血性卒中发生概率之间的剂量-效应关系。在调整了潜在的混杂因素(如年龄、种族、教育程度、高血压、心肌梗死、心绞痛、糖尿病和体重指数等)的前提下,研究表明吸烟量与缺血性脑卒中之间存在剂量-效应关系。因此,即使不完全戒烟,减少吸烟也能降低年轻人发生缺血性卒中的风险。

吸烟导致缺血性卒中发生的可能机制包括:① 损害血管内皮细胞。吸烟对血管内皮细胞有直接毒性和氧化还原作用,会损伤血管内皮细胞,增加血管斑块堆积,使血管壁增厚,造成血管内腔狭窄,影响血流及血管的结构和功能。② 导致血流动力学的改变。一氧化氮和尼古丁进入血液后,会造成血液中氧含量下降,使心率和血压升高。③ 升高三酰甘油水平,降低 HDL - C 含量,使患者血液黏稠度增加,影响血液凝血功能,容易形成血栓。④ 影响抗血小板药物的疗效。吸烟可以导致阿司匹林抵抗,还能增强氯吡格雷对血小板聚集的阻止作用。

(二) 戒烟的获益

戒烟是降低卒中风险最经济的干预方式,也是预防脑血管病的重要措施之一。《中国缺血性卒中和短暂性脑缺血发作二级预防指南 2014》提出:建议有吸烟史的缺血性卒中或 TIA 的患者戒烟;并且建议缺血性卒中或 TIA 患者避免被动吸烟,远离吸烟场所。有研究表明,平均每挽救一条生命,戒烟的花费明显低于使用降血压和降血脂药物的费用。

血液的高凝状态也是缺血性卒中发生的一个重要原因。戒烟可以逆转吸烟导致的血液高凝状态。戒烟的好处还有很多,包括可以使纤维蛋白原下降、白细胞计数明显降低、血小板聚集率下降、高密度脂蛋白升高、低密度脂蛋白降低,使动脉顺应性(血管弹性)改善、使血液的血流动力学改善以及可改善血管疾病进展相关的炎症标志分子水平(C 反应蛋白、白细胞、纤维蛋白原),因此戒烟能显著降低中风风险。有资料对戒烟的生存收益进行评估,得出结论是戒烟 5 年,生存率可提高 3%,戒烟 10 年可提高 10%,戒烟 15 年则可提高 15%。

(三) 如何戒烟

一般人如果三个月不接触尼古丁就能达到身体的戒断,但要做到心理戒断或许需要更长时间。

1. 吸烟后,要饮用大量的白开水,促使尼古丁排出体外。并且告诫自己不要再吸烟。

2. 服用维生素 C 和维生素 E 可以有效抑制尼古丁依赖者的吸烟欲望,必要时可口服戒烟药物,帮助他们逐渐戒除烟瘾。

3. 烟瘾来时,要立即做深呼吸活动,或咀嚼无糖分的口香糖。

4. 避免用零食代替香烟,否则会引起血糖升高、身体发胖。

5. 避免被动吸烟,远离吸烟场所。

6. 针对如何有效戒烟,如何减轻因戒烟产生的心情抑郁、烦躁不安、精神不集中等心理症状,以及恶心、头痛等身体不适感觉,可于当地医院戒烟门诊就诊。

二、饮酒与脑卒中的关系

(一) 饮酒的危害

既往研究表明,酒精消耗和全部脑卒中及缺血性脑卒中风险呈一种"J"形关系。也就是说,轻、中度饮酒可能具有一定保护作用,而过量饮酒则会使脑卒中的风险升高。然而,2023 年国际医学期刊 *Nature Medicine* 刊登了北京大学、中国医学科学院和牛津大学合作的题为"Alcohol Consumption and Risks of More than 200 Diseases in Chinese Men"的研究论文。该研究在 2004—2008 年间,从中国 10 个地区招募了 512 000 多名成年人,同时基于"中国慢性病前瞻性研究"项目中 16 万名成年人的前瞻性随访数据和遗传学数据,记录该人群的酒精摄入量(其中 33% 的男士饮酒,主要是白酒;2% 的女士饮酒)和其他体征。在跟踪随访的 12 年间,监测该人群的心脑血管疾病发病率(包括卒中、脑出血和心肌梗死)。最后的结论为:在该研究人群中,随着饮酒量的增加,血压水平和脑卒中发病风险也在持续地增加。该研究从遗传学角度分析了饮酒与脑卒中的因果关联,结果提示适量饮酒对脑卒中没有保护作用,即使少量饮酒也可能增加脑卒中的发病风险。这一基于中国本土的大型前瞻性人群研究结果,为个体决策和公共卫生策略提供了科学依据。因此,饮酒不能带来健康获益,适量饮酒可降低卒中发生率的说法被推翻。

(二)饮酒诱发脑卒中的机制

饮酒诱发脑卒中的机制可能包括:① 影响凝血物质和使血小板减少:长期大量饮酒损害肝脏功能,引起某些凝血因子缺乏,血小板生成减少,进而使出血时间延长而发生出血性脑血管病。② 引起高血压:高血压病在我国是脑血管病独立危险因素之首。长期嗜酒会导致交感神经兴奋,心跳加快,血压增高。过量饮酒者,由于血压突然上升,易因血管破裂而发生脑出血。在中风患者中,长期饮酒者是非饮酒者的 2~3 倍。③ 引起脑动脉粥样硬化:酒精不但可以直接刺激血管壁,使血管失去弹性,还能刺激肝脏,促进胆固醇和甘油三酯合成,进而导致动脉硬化。硬化了的脑血管弹性减弱、管腔狭窄,容易形成脑血栓;而脑动脉硬化的患者,在过量饮酒后,易出现血压突然升高,血管破裂,进而容易发生脑出血。④ 饮酒后利尿增强(抑制垂体抗利尿素分泌)而致脱水:由于脱水后血液浓缩,有效的血容量和脑血流量减少,血液黏度增加,易促发脑血栓形成。

(三)饮酒与卒中预防

中国卒中一级预防:① 饮酒者,不提倡大量饮酒。饮酒应适度,男性每日饮酒的酒精量不应超过 25 g,女性减半。② 不饮酒者,不提倡少量饮酒预防卒中。

美国卒中二级预防指南推荐:① 大量饮酒者应戒酒或减少酒精摄入。② 轻中度饮酒者饮酒应适度,男性每日饮酒的酒精量不应超过 25 g,女性减半。③ 不饮酒者,不建议饮酒预防卒中。

第十二节 糖尿病患者的自我监测和用药管理

糖尿病的病因和发病机制尚不明确,而且糖尿病至今为止没有根治性的方法。临床上普遍认为,对于糖尿病的治疗目标,是对患者的不良生活习惯、代谢紊乱情况进行纠正,避免患者出现急性并发症,同时也避免出现慢性并发症的情况,使患者的生活质量得到较好的改善。现阶段对于糖尿病的治疗,主要为包括饮食控制、运动、血糖监测、糖尿病自我管理教育和药物治疗在内的综合性干预。如果患者自我管理水平较低,没有有效控制血糖,并及时对用药进行调整,极有可能会导致一系列并发症的出现。自我监测和用药管理是保障预后的关键环节,本节即以此为重点展开论述。

一、糖尿病患者的自我监测

糖尿病患者的自我管理项目包括生活方式、血糖、体重、血压、自我感觉等。对血糖等指标进行自我监测,是减缓和预防多种并发症的有效措施。自我监测的意义在于反映治疗后的效果,从而可以及时调整治疗方案,这是糖尿病良好控制的保证。血糖控制非常差或病情危重的患者,每天应该监测 4～7 次血糖,或根据治疗需要监测血糖,直到血糖得到控制。通过生活方式干预来对血糖进行控制的患者,可按照自身实际情况,有目的地通过血糖监测了解饮食控制和运动对血糖的影响,以此来对饮食结构和运动方式进行调整。体重、血压等自我管理对于糖尿病患者的心血管并发症防治同样具有重要意义,因此需要在医生专业指导下,控制体重和血压。

(一) 糖尿病患者自我监测的方法

1. 自我报告法

在糖尿病的自我管理研究中,最常用到的方法就是自我报告法。自我报告法的形式主要包括调查问卷、访谈、电话访问、信访等方式,其目的是对糖尿病患者的自我管理情况进行了解。针对糖尿病患者自我管理的常用测量方法有"糖尿病管理评定量表""糖尿病自我管理评估报告工具""糖尿病自我管理教育项目量表""糖尿病自我管理行为量表"及糖尿病患者开展自我管理过程中的活动问卷情况等,下面以"糖尿病自我管理行为量表"为例说明。万巧琴等在原有基础上将该量表进行了调整,以满足我国大多数糖尿病患者的实际情况。该量表条目主要包括饮食、运动、服药情况、血糖监测、足部护理和高血糖、低血糖处理等。每个项目的最高分为 100 分,高于 80 分说明患者的自我管理行为状况较为理想,60～80 分表示为合格,60 分以下说明患者的自我管理行为状况不符合治疗要求。

2. 观察法

在运用此法时,研究者一般与患者身处相同环境,如深入到患者家中,或共同在主题夏令营中参与,对患者所展现出的自我管理行为进行观察及系统评价。采用观察法进行的研究,以具较强特异性为优势,不会出现受现有机体生理指标检查结果的影响而出现偏倚的情况,但观察法的缺点也较为明显。如对资料进行收集时,需事先对相关工作人员进行培训,并耗费较大的人力、物力。且患者在知情状态下,会有意识对自身行为进行改变,进而引发结果偏倚。

3. 生理指标替代法

不少针对糖尿病开展研究的学者表示,加强对机体生理指标的监测,才可掌握患者开展自我管理的状况。糖化血红蛋白指标应用最多,该指标反映患者既往 3～6 个月血糖控制状况,通常被认为是金标准。但也有其局限性,如无法体现血糖于某个时点的动态变化,且就生理指标来讲,因患者体内胰岛素分泌水平不同,人体对治疗措施所呈现出反应存在差异,以及患者病程严重度不等,促使自我管理效果与机体生理指标监测结果间有一定距离存在,故无法对自我管理状况进行准确反映。

4. 自我效能替代法

就采用胰岛素治疗的 2 型糖尿病的患者而言,还可采用"自我效能表"展开有关自我效能方面的测定。Gleeson - Kreig 等人针对 95 例罹患糖尿病采用胰岛素进行治疗的患者,在对其自我管理展开研究时,采用自我效能量表评估。在社会认知学方面,自我效能为个体对自我管理活动从事的信心。多项研究指出,自我效能是糖尿病患者日常生活中自我管理重要的影响因素,虽然不能用自我效能替代自我管理水平,但在临床可作参考使用。

（二）糖尿病患者血糖监测管理

血糖监测是糖尿病管理中的重要组成部分，血糖监测的结果可被用来反映饮食控制、运动治疗和药物治疗的效果并指导对治疗方案的调整。血糖监测的基本形式是患者的自我血糖监测。由患者在家中采用便携式的血糖仪所进行的血糖自我监测对改善治疗的安全性和质量是必需的。亚洲-太平洋地区 2 型糖尿病政策组（APDPG）推荐 2 型糖尿病患者每天在每餐前及睡前监测血糖，美国糖尿病学会（ADA）推荐 1 型糖尿病患者应每天测血糖 3 次或 3 次以上。

（三）自我感觉

心慌、胸闷、胸口痛等症状可能提示心脏病变。头痛、说话不清、手脚麻木，则可能预示患者的脑血管发生病变。小腿痛、脚痛、脚肿，可能是下肢血管病变。视力下降、视物模糊、感到眼胀、眼前有黑影等症状，可能提示视网膜发生病变。颜面浮肿、手肿、眼睛肿，提示肾脏病变。手脚发麻疼痛，身上像小虫爬，可能是神经病变。膝盖痛、后脚跟痛，可能是骨关节病变。血压升高，可能是心血管系统病变。患者可以将自己的相关症状进行记录，并注明日期。同时记录好自己每餐的进食量和热量，工作活动情况，有无低血糖反应的发生，这些记录情况都会为医生制订进一步的治疗方案提供重要的参考。

二、糖尿病患者用药管理

诊断为糖尿病后，不可盲目服药。因为患病个体不同，针对机体血糖、肝功能、血脂等进行的监测也存在较大差异，空腹血糖和机体餐后血糖监测结果也会有不同的表现，因此在对治疗方案进行制定时，也应个体化，故叫"同病异治"。以现阶段来讲，需终生对糖尿病进行治疗，为保障良好的控糖效果，并保证用药安全，需合理使用降糖药物。注意要点包括以下几个方面：

（一）非胰岛素降糖药物管理

1. 合理选择降糖药物

（1）针对 2 型糖尿病的药物治疗，除了存在禁忌证和不耐受的患者之外，二甲双胍是首选用药。

（2）如果单药治疗用到最大推荐剂量或最大耐受剂量仍不能达到治疗目标或维持糖化血红蛋白至正常范围，应该加用另外的口服降糖药物，如胰高血糖素样肽-1 受体激动剂即 GLP-1 激动剂，或者基础胰岛素。

（3）进一步选择用药应该考虑个体化差异，考虑药效、副作用、对体重的影响及低血糖风险，还要考虑成本和患者偏好等。

（4）合并心血管危险因素或心血管疾病的 2 型糖尿病患者，尤其是存在心肌梗死的患者，选择降糖药时需要考虑是否存在心血管获益。除了二甲双胍外，GLP-1 激动剂和钠-葡萄糖共转运蛋白 2 抑制剂即 SGLT-2 抑制剂具有心血管获益的效果。同样对于存在慢性肾脏疾病的患者，需要考虑降糖药的肾脏保护作用，如果没有使用禁忌证，优先选择 SGLT-2 抑制剂类药物。由于 2 型糖尿病的疾病进展，很多患者最终都需要降糖药治疗。几类降糖药的对比详见表 2-23。

表 2 - 23 几种降糖药的对比

降糖药	作用机制	降糖作用	不良反应	禁忌证
二甲双胍	降低肝糖原,增加胰岛素敏感性	强	胃肠道不适	心、脑、肝、肾、呼吸系统衰竭等,酗酒
磺脲类药物	促进胰岛素分泌	强	低血糖,增加体重	心衰,肝肾功能衰竭
糖苷酶抑制剂	减少肠道多糖分解从而降低吸收速度	弱	肠道不适(腹泻,胀气)	胃肠道疾病
GLP-1受体激动剂	血糖介导的胰岛素分泌,抑制食欲	强	胃肠道不适(恶心,呕吐)	胃肠道神经病变
DPP-4抑制剂	血糖介导的胰岛素分泌	中等	无明显不良反应	肝衰竭
PPAR-γ激动剂	增加胰岛素敏感性	强	体液潴留(水肿),增加体重,增加骨折风险	心衰或肝衰,膀胱癌
SGLT-2抑制剂	促进尿糖排泄	强	增加生殖系统感染的风险,易感口渴	肾衰

2. 重视用药时间

各类药物作用机制、不良反应存在差异性,这也决定了其服用时间有所不同。比如格列美脲、格列吡嗪等,最佳服用时间应为餐前的 30 min;而二甲双胍,因其会胃肠道刺激,应选择餐后作为服药时间点;拜糖平等 α-葡萄糖苷酶抑制剂,应选择第一口食物摄取时同步咀嚼服用,同时注意严禁与消化酶、抗酸药以及肠道吸附剂等合用,以免影响疗效。在服药的同时,应贯彻药物知识宣教、提升认知水平,定期对血糖水平进行检测,并据此进行药量的调整。

3. 强调药物间相互作用

对于糖尿病合并其他疾病患者而言,联合用药不可或缺,但同时利弊兼有。联合用药的优势之处在于其可使每种药物均取更少的剂量,达到相当或更佳的治疗效果;同时利用药物间的协同互补性,减少副作用,更为契合患者多变的病情。比如常见的联用方案有:磺脲类药物与双胍类药物或与 α-葡萄糖苷酶抑制剂联合,胰岛素与双胍类或与 α-葡萄糖苷酶抑制剂联合等。对于联合方案的制订,其遵从的基本原则为每次应用不同作用机制降糖药物的种类最多为 2 种,并不提倡 3 类及以上药物联用。

4. 随身携带病历卡及含糖食品

在外出时,糖尿病患者应随身携带写明所患疾病、家人联系电话、姓名等的卡片,以在紧急情况时及时联系到家属。同时口袋内可随身携带一块糖,以在低血糖发生时及时进行血糖补充。在饮食情况欠佳的时候勿进行剧烈的运动,以免低血糖症发作。

(二)胰岛素替代治疗

1. 注射部位

在应用胰岛素进行系统的注射治疗时,需选择皮肤松弛处进行注射,如腹部、大腿、上臂的皮下脂肪层。但注射部位易出现皮肤萎缩或皮下脂肪增生,故需经常更换,以避免局部组织硬化,影响吸收。身体部位不同,药物在吸收速度上也表现出较大差异。由快至慢的次序分别是:腹壁处、前臂外侧处、大腿前外侧处。在注射混合型胰岛素前,需将药物颠倒摇晃,使药液充分混匀。

2. 短效胰岛素

通常为普通胰岛素,如人胰岛素注射液等。短效胰岛素通常在用药 0.5 h 后,血药达到高峰浓度,作用持续 3～6 h,故需在餐前 30 min 给药。严格掌握给药时间可使餐后高血糖所呈现出的危险度降至最低水平,并有效避免低血糖反应。

3. 速效胰岛素

从严格层面而言,应为短效胰岛素类似物,如门冬胰岛素、赖脯胰岛素等。临床报道指出,速效胰岛素药物应用5～10 min 内,降糖作用即可发挥,作用可呈 3～5 h 持续,故应在餐前 5 min 左右进行注射,可使得胰岛素吸收高峰与餐后血糖高峰保持同步,获得最理想的效果,最大程度降低低血糖风险。

4. 中效胰岛素

临床以精蛋白生物合成人胰岛素注射液以及精蛋白锌重组人胰岛素混合注射液等最为常用。就中效胰岛素来讲,在注射后 2～4 h 效果渐明显,作用持续时间大于 10 h。临床通常采用三餐前予短效胰岛素注射(或者降糖药口服)与睡前中效胰岛素注射联用的治疗方案配合。睡前注射,可有效控制夜间直至次日机体空腹血糖水平,又可使夜间发生低血糖的风险最大程度减少。对于全天基础胰岛素缺乏的患者,也可在早餐前和睡前分别注射中效胰岛素,然后在白天三餐前注射短效胰岛素。

5. 长效胰岛素

对于中效胰岛素类似物,在进行注药后,血药浓度居平稳水平,就作用时间而言,可进行 24 h 维持,每日仅需操作 1 次,故可采取一天当中于某个任何固定时点进行注射的方式,操作较为简便。还需在三餐前予短效胰岛素配合使用。

6. 胰岛素的保管

未开封的胰岛素应采取盒装形式,放置于 2～8℃ 冰箱保存。若是患者旅行中需长途携带,则可将胰岛素于专用盒子中进行放置,在到达旅行目的后及时于冷藏箱中放置。在此期间,不可有剧烈的震动,以免胰岛素分子中二硫键断裂,对其生物活性造成不可逆性损害,乘飞机旅行时胰岛素不可同行李一起进行托运,因托运仓与外界相通温度可降至零度以下,可造成胰岛素变性。开启的胰岛素可于室温下保存,温度限定在 30℃ 以下即可,装上笔芯以后的胰岛素更不应放入冷藏箱中,因为频繁放入取出过程中如果针头未取下,在热胀冷缩原理下,胰岛素药液或可经针头吸入空气并形成内部气泡,以至于注射量不准确。在每次应用胰岛素笔完成注射后,应取下针头,并于室温下进行保存即可。

第十三节 高血压患者的自我监测和用药管理

高血压是脑卒中的重要危险因素。高血压患者有必要通过严密的自我监测以及规范有效的药物治疗控制血压,实现脑卒中的病因预防。

一、高血压患者的自我监测

(一)血压自我监测的意义

高血压患者可通过自我监测了解血压水平,从而评估各项治疗的有效性。在出现头痛、胸痛等不适时,亦可通过自行测量血压,为进一步诊治提供重要依据。

血压的自我监测包括血压数值和血压节律。人体动脉血压在一天中有一定的波动规律。生理状态下,正常人体血压具有"晨起、下午两个血压高峰,其他时段整体平稳;白天平均血压较夜间血压高5%～10%"的周期变化规律。这种生理性的血压波动规律,我们称之为"杓型血压"。一天内多次的血压监测,或定期进行24 h动态血压监测(ABPM),可对血压节律的异常性做出评估。血压自我监测可用于评估血压晨峰,这一现象是清晨脑卒中、心肌梗死、猝死的危险因素;而ABPM更能发现夜间高血压或非杓型血压的患者。对血压节律做出合理评估,有利于评估、调整降压药物的使用方案,从而改善血压控制效果,实现脑卒中的一级预防。

此外,疑似白大衣高血压、发作性高血压、对增加药物抵抗的高血压、接受降压药物治疗时出现低血压症状、自主神经功能障碍所致血压异常,可通过自我监测血压,进行鉴别诊断。

(二)自我监测的目标

在总体原则上,血压自我监测的目标与控制血压的目标是一致的,可总结为"早期降压、平稳降压、有效降压、长程控制血压、必要时联合用药、全心血管事件风险控制"的原则。

具体到目标数值而言,虽然尚无根据ABPM值评估所有患者中治疗高血压效果的对照性数据,但自我监测的目标中,ABPM诊断高血压可参照下面的方案进行评估:① 24 h血压均值＞125/75 mmHg;② 白天(觉醒状态)血压均值＞130/80 mmHg;③ 夜间(睡眠状态)血压均值＞110/65 mmHg。家庭自测血压可以参照上述标准评估。需要注意的是,ABPM和家庭自测血压的血压高界,均较诊室血压高界为低,这与诊室测量血压普遍偏高有一定相关性。

(三)家庭血压测量——自我监测的重要方法

如前文所述,家庭血压测量与ABPM是自我评估的重要方法。但ABPM具有一定的局限性,即ABPM往往需要到医院申请或预约,会产生一定的医疗费用;ABPM仪器本身费用较高,不适于家用,并不是理想的自我监测方法。因此使用血压仪进行家庭血压测量成了更加简便、易行、廉价的方法。只要方法得当,自测的随机血压也能接近24 h或日间 ABPM 结果。家庭血压测量值与诊室血压相比可能更能预测不良结局（如脑卒中、终末期肾病等）。

此外，患者在家自行监测血压也能改善患者血压控制率。研究指出，与诊室监测对照组相比，实验 6 个月后自我监测组的血压降幅更大，为 3.9/2.4 mmHg；12 个月后自我监测联合额外支持性干预组的血压降幅更大，为 8.3/4.4 mmHg。

目前的临床证据表明，若要通过家庭测量血压来确诊高血压或评估血压控制情况，建议至少测量 12～14 次血压，早晨和傍晚都要测量并持续 1 周。此后的监测频率取决于血压的稳定性，以及治疗方案是否发生改变。患者应在早晨和傍晚各测 2 次（间隔 1～2 min）坐位血压（即 4 次/d），至少连续测量 3 d，最好连续测量 7 d。记录测量结果，应舍弃第 1 日的测量结果；家庭血压测量结果即为其余所有测量结果的平均值。对于血压已得到控制的高血压患者，应大约每 3 个月重复 1 次上述流程（即在 1 周内测量 12～14 次血压），以确定血压是否仍然得到控制。

需要注意的是，家庭血压监测可能存在测量错误。这种测量错误可能是设备因素、测量方法、应激、理化因素刺激造成。为了消除这些影响，可以充分培训测量方法以及定期检测仪器的准确度，将家庭血压测量的潜在问题最小化，力求规避应激、吸烟、咖啡因摄入、运动等影响因素。

通过家庭血压控制效果的可视化充分评估降压药物的疗效，并改善患者的依从性。

二、高血压患者用药管理

（一）高血压药物治疗的目标

为了实现脑卒中的一级预防，长程而有效的血压控制十分重要；其中，明确降压目标是有效控制血压的重要前提。

对于低危高血压患者，即无高危特征的高血压患者，将血压控制在 130～139/＜90 mmHg（诊室血压）或 125～135/＜90 mmHg（ABPM、家庭自测血压）的范围内即可。如患者合并动脉粥样硬化性心血管疾病，包括冠状动脉疾病或外周动脉疾病，此时的推荐目标血压为 125～130/＜80 mmHg（诊室血压）或 120～125/＜80 mmHg（ABPM、家庭自测血压）。如患者合并射血分数降低型心力衰竭、合并糖尿病或慢性肾脏病，可采取上述相同的目标血压。

年龄≥65 岁的老年高血压患者的推荐目标血压同样为 125～130/＜80 mmHg（诊室血压）或 120～125/＜80 mmHg（ABPM、家庭自测血压）。然而，对于共存疾病负担重或舒张压＜55～60 mmHg、年龄≥75 岁的患者，以及存在体位性低血压的老年患者，一般建议放宽目标血压，收缩压一般放宽至 135～140 mmHg（诊室血压）或 130～135 mmHg（ABPM、家庭自测血压）。重度虚弱、痴呆、残疾、预期寿命有限的老年人，则因人而异制定目标，而非设定某个特定的目标血压。

由于本节讨论的是将控制血压作为脑卒中的一级预防方法，所以脑血管病、既往脑卒中不在本节的讨论范围内。

（二）高血压治疗药物种类

目前的高血压学界已对适合用作大多数高血压患者初始治疗的降压药物达成了基本共识，包括噻嗪类利尿剂、血管紧张素转换酶抑制剂（ACEI）、血管紧张素受体阻断剂（ARB）、钙通道阻滞剂（CCB）。在无特定临床情况（如心房颤动患者使用非二氢吡啶类CCB或β受体阻滞剂）时，上述3类降压药均可选择。如果达到的血压水平接近，这3类药物疗效相同。

此外，由于β受体阻滞剂可能对一些心血管产生不良反应，尤其是在老年人中，如果没有特定指征，一般不用作初始单药治疗。但对于急性心肌梗死后及病情稳定的心力衰竭（HF）或无症状性左心室功能不全的高血压患者，应给予β受体阻滞剂及血管紧张素转换酶抑制剂（ACEI）治疗。此外，β受体阻滞剂也用于心房颤动患者的心率控制、心绞痛等症状的控制。心血管风险不高的合并良性前列腺增生症的老年男性高血压患者也可以使用α受体阻滞剂兼做降压药物。

（三）高血压治疗药物管理策略

理论上说，血压超过目标血压值不足20/10 mmHg的高血压患者开始可用单药治疗。超过目标血压20/10 mmHg，或单药治疗不能达标者，可考虑联合用药。使用单药联合可在一定时间内达到目标血压，而单片复方制剂更可以改善患者依从性，且如果两种药物给药剂量均较低，副作用也会减少。

药物选择上，在患者不存在使用特定药物的临床情况下，一般推荐使用长效二氢吡啶类CCB＋长效ACEI/ARB（例如氨氯地平＋贝那普利）。另外，对于已在联合使用噻嗪类利尿剂和长效血管紧张素抑制剂并且情况良好的非肥胖患者，建议用长效二氢吡啶类CCB替代噻嗪类利尿剂；对于肥胖患者，可继续联合使用噻嗪类利尿剂和长效血管紧张素抑制剂。

剂量调整也是血压不达标时的一种应对策略，通常对一种药物只调整一次药物剂量（如氯噻酮从12.5 mg调至25 mg或者氨氯地平从5 mg调至10 mg）。与改用第2种药物（初始剂量）相比，增加第1种药物的剂量后降压效果通常较差且毒性更大。且随着时间推移，很多单药治疗的患者通常需要加用另一类降压药物。对已用β受体阻滞剂的患者，优先选择的第2种药物是噻嗪类利尿剂或二氢吡啶类CCB（而不是非二氢吡啶类CCB，因为其存在心动过缓和心脏传导阻滞的可能性）；而ACEI或ARB在使用β受体阻滞剂的患者中效果很可能较差。

此外，有研究表明，把至少1种降压药从早晨用药改为夜间用药，可使正常的夜间血压构型得以恢复。但这一结论存在争议。

（四）高血压药物停药的可能性探讨

相信大部分内科医师，特别是心血管内科医师，在日常诊疗过程中都有过下面的经历。在给初诊高血压的患者开具药物处方时，患者往往会询问抗高血压药物服用后是否需要终身服用，是不是没有停药的可能性。考虑到上文我们提到的高血压原则中的"有效"与"全心血管事件风险控制"原则，如果患者血压良好控制至少1年后，或许能减少或停用降压药。

除却血压正常者被误诊为高血压并开始了不必要的药物治疗外,具有下列特征的患者停用降压药成功率较高:① 治疗前血压相对较低,单药治疗患者最有可能成功停药;② 开始并坚持改变生活方式(如减肥、限盐);③ 年轻患者,当然也有部分老年人能够停药。上述三个因素中,改变生活方式是唯一可控的影响因素,一些初诊高血压的患者可通过改变生活方式将血压降到正常范围。此外,降压药物减药时,也需要重视限盐、减肥以及戒酒等重要因素。

成功停药的价值不明,不过用药减少可降低药物诱发不良反应的风险及其严重程度。但老年人停用降压药可能产生负面的心血管结局,特别是突然停用短效 β 受体阻滞剂(如普萘洛尔)或 α2 受体激动剂(如可乐定),可能会引发撤药综合征,严重者可能致命。

(五)难治性高血压的用药管理策略

难治性高血压(RH)是高血压药物治疗的难题,如不能有效解决,会增加心脑血管事件的风险。其定义是:在改善生活方式的基础上,应用了合理可耐受的足量的 3 种及以上的降压药物(包括利尿剂)治疗超过 1 个月血压仍未达标;或服用至少 4 种降压药物才能有效控制血压。由此可见,难治性高血压的定义十分严格。所以相比之下,临床上对于所谓"服用至少 3 种降压药血压不达标的患者",首先需排除患者是否拥有良好的治疗依从性,即是否合理、足量、规律地服药。其次,需排除患者是否为继发性高血压,如果有相应的原发疾病,则应做对应处理。只有排除了诸如依从性差、测量有误、继发性高血压等假性难治性高血压后,才考虑为真性难治性高血压。

真性难治性高血压的用药管理包括:① 停用干扰血压的药物,并正确地使用利尿剂;② 尽量选择长效药物或联合用药以减少给药次数和片数,减轻副反应,增强依从性;③ 酌情将全天用药一次或分成早＋晚服用以控制全天血压;④ 高肾素、高交感活性的难治性高血压可考虑 ACEI/ARB 加用 β 受体阻滞剂为主的治疗;⑤ 血容量增高性与低肾素活性难治性高血压可考虑钙通道阻滞剂和利尿剂;⑥ 肾功能不全有 ACEI/ARB 使用禁忌的患者可改用 CCB 类;⑦ 肥胖患者应增加 ACEI/ARB 的剂量。

第十四节　高脂血症患者的自我监测和用药管理

如果将大脑比作一片稻田,我们可以把血管(如椎动脉、颈动脉等)想象为一根一根的水管,营养物质通过水管运输到田间。如果输送的是清水,那营养物质运输非常畅通;如果是浑浊的油水,就会一点一点地黏附在水管壁上,久而久之,水管上的垢斑越来越多,管腔就会狭窄,水流通过的量减少,远端的土地得不到足够浇灌就会发生干旱。同样地,对于人体来说,远端局部组织得不到足够的血供就会发生脑梗死。这些垢斑就像一个个"不定时炸弹",随时可能发生破裂,进而导致中风。

一、高脂血症患者自我监测

定期检查血脂是高脂血症和心血管病防治的重要措施,尽早发现血脂异常,检测其水平变化是防治心脑血管疾病的基石。《中国成人血脂异常防治指南》指出：40 岁以上男性和绝经期后女性需要每年进行一次血脂监测，而对于（心）脑血管疾病的高危人群和已有（心）脑血管疾病（例如冠心病、脑血管病或周围动脉粥样硬化病者等）的人群，则建议 3～6 个月检测一次，因心（脑）血管疾病住院的患者则应当在入院时或入院的 24 h 内进行检测。

大部分医疗机构多是通过抽血检查血脂，主要查总胆固醇、甘油三酯、高密度脂蛋白胆固醇和低密度脂蛋白胆固醇 4 项指标。建议抽血检查前 2 周内保持个体一贯的饮食习惯及体重，采血前一天不宜进行剧烈活动，禁食 12 h 后至少休息 5 min 再进行坐位采血。

二、高血脂患者用药管理

目前我国临床常用的调脂药物主要包括他汀类、贝特类、烟酸类、胆固醇吸收抑制剂、高纯度鱼油制剂、PCSK9 抑制剂等。

（一）他汀类药物

1. 药物分类：目前常见的他汀类药物主要有：阿托伐他汀（立普妥、阿乐、优力平）、瑞舒伐他汀（可定、瑞旨、新托妥）、辛伐他汀（舒降之、辛可）、普伐他汀（普拉固）、洛伐他汀（都乐）、氟伐他汀（来适可）、匹伐他汀（冠爽、邦之）。

他汀类药物是血脂异常治疗的基石。指南推荐将中等强度的他汀（每日剂量可降低 LDL - C 25%～50%）作为我国血脂异常人群的常用药物。他汀不耐受或 LDL - C 水平不达标者应考虑与非他汀类降脂药物联合应用，如依折麦布，需注意观察降脂药物的治疗反应。此外，国产中药血脂康胶囊中含有多种天然他汀成分，其中主要是洛伐他汀。

2. 使用剂量：指南推荐中等强度的他汀每天的剂量为：阿托伐他汀 10～20 mg；瑞舒伐他汀 5～10 mg；氟伐他汀 80 mg；洛伐他汀 40 mg；匹伐他汀 2～4 mg；普伐他汀 40 mg；辛伐他汀 20～40 mg；血脂康 1.2 g。

3. 服用时间：关于他汀类药物的服用时间，可能大部分医生会告诉患者应当在夜间或睡前服用。主要是因为人体合成胆固醇的 HMG - CoA 还原酶在夜间活性最强。但不是所有的他汀类药物都必须在夜间服用，比如一些超长半衰期的药物（如瑞舒伐他汀半衰期长达 19 h）则有足够长时间抑制胆固醇合成酶活性。但一些短效的他汀类药物为了保证服用后能够使得其血药浓度高峰正好吻合到胆固醇合成酶活性最高点，则需要在夜间服用。

故将他汀类药物服用时间总结如下：辛伐他汀、洛伐他汀，晚饭时服用；普伐他汀、氟伐他汀，睡前服用；阿托伐他汀、瑞舒伐他汀、匹伐他汀，每天固定时间服用即可。

4. 安全性问题

（1）肝功能异常：主要表现为转氨酶增高，总体发生率约 0.5%～3.0%，并呈现剂量依赖性。但我国约有 2 000 万人患有慢性乙型肝炎，所以他汀的肝脏安全性仍值得临床医生关注。建议他汀治疗开始后 4～8 周复查肝功能，如无异常，则可调整为 6～12 个月复查 1 次。若血清丙氨酸氨基转移酶（ALT）和（或）天冬氨酸氨基转移酶（AST）升高达正常值上限 3 倍以上,或合并总胆红素升高的患者,应减量或停药。但仍需每周复查肝功能,直至恢复正常。高危和极高危患者建议重新启用小剂量他汀,必要时可与保肝药合用。轻度的肝酶升高但小于正常值上限 3 倍并不是治疗的禁忌证,患者可在原剂量或减量的基础上继续服用他汀,部分患者升高的 ALT 可能会自行下降。失代偿性肝硬化及急性肝功能衰竭是他汀应用的禁忌证。

(2)肌病:包括肌痛、肌炎和横纹肌溶解。患者有肌肉不适和(或)无力,伴有或不伴有肌酸激酶升高。肌炎及严重的横纹肌溶解较为罕见,往往发生于合并多种疾病和(或)联合使用多种药物的患者。药物相互作用相对较小的他汀可能降低肌病风险。出现他汀相关的肌肉不耐受者可减少他汀剂量,或换用其他种类他汀,或停药单用依折麦布。

(二)贝特类药物

此类药物通过激活过氧化物酶增殖体活化受体 α(PPARα),刺激脂蛋白酯酶(LPL)、apoA Ⅰ和 apoA Ⅱ基因的表达,以及抑制 apoC Ⅲ基因的转录,增强 LPL 的脂解活性,有利于去除血液循环中富含 TG 的脂蛋白,降低血浆 TG 和提高 HDL 水平,促进胆固醇的逆向转运,促进 LDL 颗粒的清除。赫尔辛基心脏研究证实,吉非贝齐可降低 TG43%;美国退伍军人管理局 HDL - C 干预试验发现吉非贝齐治疗 5 年后 TG 降低 31%,HDL - C 升高 6%,LDL - C 无明显变化,同时发生卒中的危险性下降。常用的贝特类药物有非诺贝特、微粒化非诺贝特和苯扎贝特。此类药物常见不良反应与他汀类似,多以胃肠道反应为主(如消化不良、胆结石等),由于临床实践过程中也常与他汀类药物联用,故也需同时监测肝酶与肌酶以策安全。

(三)烟酸类药物

属于 B 族维生素,当用量超过其作为维生素作用的剂量时,有明显的降脂作用。其调脂机制主要是抑制环腺苷酸(cAMP)的形成,致甘油三酯酯酶活性降低,降低脂肪组织中的脂解作用,使血浆游离脂肪酸浓度降低,肝脏合成极低密度脂蛋白减少,进而使低密度脂蛋白也减少。此外,烟酸能在辅酶 A 的作用下与甘氨酸合成烟尿酸,阻碍肝细胞利用辅酶 A 合成胆固醇,故可有效地降低胆固醇、甘油三酯及低密度脂蛋白,还能够降低脂蛋白,有升高高密度脂蛋白胆固醇的作用。

烟酸调节血脂的疗效及剂量与服药前的血脂水平有关,血脂水平异常较明显,服药剂量宜大,疗效也更明显。口服烟酸 3~6 g/d,服药后 1~4 d TG 开始下降,5~7 d LDL 开始下降。平均下降幅度:TC:10%~15%、LDL:15%~20%、TG:20%~80%、HDL 有轻度到中度增高。烟酸可用于除纯合子家族性高胆固醇血症及Ⅰ型高脂蛋白血症以外的任何类型的高脂血症。严重的副作用可使消化性溃疡活化,加重溃疡病。能使糖耐量减低,从而使糖尿病加重。还能使血尿酸增多,甚至引起痛风。偶见肝功能受损,血清转氨酶及碱性磷酸酶活性增高,甚至可见胆汁淤积性黄疸。出现这些反应时应及时停药。烟酸可增强降压药的扩血管作用,甚至可引起体位性低血压。由此,伴有消化道溃疡性病变、糖尿病、肝功能不全及高血压病的患者应慎用本药。孕妇及哺乳期妇女均不宜服用。在服药过程中,应定期复查肝功能、血糖及尿酸等,明显异常时应及时减低剂量或停药。

（四）胆固醇吸收抑制剂

依折麦布口服后迅速被吸收,且广泛地结合成依折麦布-葡萄糖苷酸,作用于小肠上皮细胞的刷状缘,能够有效地抑制胆固醇和植物固醇的吸收。减少胆固醇向肝脏释放,促进肝脏 LDL 受体的合成,加速 LDL 代谢。常用剂量为 10 mg/d,与他汀类药物联合应用可产生良好的协同作用,联合应用可使血清 LDL 在他汀治疗的基础上再下降 18% 左右,且不增加他汀的不良反应。

（五）高纯度鱼油制剂

高纯度鱼油主要成分为 ω-3 脂肪酸,主要用于治疗高 TG 血症。近期研究显示大剂量高纯度鱼油(4 g/d)能显著降低 TG,减少 ASCVD 患者不良心血管事件的发生,但仍需更多大型临床试验进一步验证。

（六）PCSK9 抑制剂

PCSK9 抑制剂是近年血脂领域的研究热点。PCSK9 抑制剂可阻止 LDL 受体降解,促进 LDL-C 的清除。PCSK9 抑制剂具有强大的降胆固醇作用,可降低 LDL-C 50%~70%。PCSK9 抑制剂依洛优单克隆抗体,在我国获批治疗纯合子型家族性高胆固醇血症(HoFH)。

降脂药物治疗需要个体化,治疗期间必须做到定期监测。药物治疗开始后 4~8 周应复查血脂、肝功能、肌酸激酶,若无特殊情况且血脂达标可改为每 6~12 个月复查 1 次;长期达标者可每年复查 1 次。如血脂未达标则需调整降脂药剂量或种类,或联合应用不同作用机制的降脂药进行治疗。每当调整降脂药种类或剂量时,都应在治疗 6 周内复查,并且仍需充分强调生活方式治疗的重要性。不进行充分的生活方式治疗(特别是控制饮食、增加运动、维持理想体质量、戒烟限酒),任何药物治疗措施均难以达到理想效果。

第十五节　房颤患者的自我监测与用药管理

心房颤动(房颤)是最常见的心律失常。据估计,全球心房颤动患者估测约 3 360 万例。我国心房颤动年龄校正后患病率为 0.74%。

心脏有自身的电信号传导系统。这些电信号会告诉心脏何时收缩与舒张。在正常情况下,心脏以一个正常而平稳的节律跳动,这被称为窦性心律。在房颤患者中,心房失去正常节律,快速颤动,这会导致心室不规则跳动,从而引起心脏落空感、怦怦跳或者心跳加速。由于房颤时心房不能充分收缩,血液会凝结,从而导致血栓形成。如果血栓脱落堵塞大脑血管,就会导致缺血性脑卒中,这也是房颤的主要危害之一。

一、房颤患者的自我监测

在日常生活中及时发现房颤发作并积极干预是十分重要的。

（一）了解房颤发作症状

包括疲乏、虚弱、气促、心悸、活动耐力降低(无法完成日常活动)、胸部不适(疼痛,紧缩感）、头晕或昏厥，体重增加、食欲减退甚至毫无症状。

（二）自行检查脉搏是否节律正常

当房颤发作时，脉搏不规则，并且频率可能更快。检查脉搏的方法有：手动计数脉搏或使用血压计及听诊器测量。

（三）知晓房颤发作时该怎么做

1. 家中管理：如果患者感觉较轻微，症状是典型的房颤症状，可以暂时在家中观察。例如，患者走路时会感到疲劳和轻微气促，但这就是患者平常发作的症状。在这种情况下，可以留在家中继续日常活动。记录发作持续时间和发作时的症状，以便下次就诊时和医生交流。可以尝试用深呼吸或者转移注意力的方式放松身心。

2. 门诊就诊：如果患者感觉房颤症状加重，发作更加频繁或持续时间更长，需至专科门诊就诊。

3. 急诊就诊：有脑卒中的迹象（平衡丧失、视物困难、口角歪斜、偏瘫、语言障碍）、晕厥、严重头晕、胸痛、呼吸困难、严重的药物作用（出血），需请急诊就诊。

（四）控制房颤的危险因素

某些危险因素无法改变，例如年龄、性别或家族史。但是，某些危险因素可以加以控制：

1. 高血压：患有高血压的房颤患者年卒中率是没有高血压患者的 3 倍。

2. 糖尿病：糖尿病患者比非糖尿病患者发生房颤的概率高出 40%。糖尿病也是房颤患者发生缺血性脑卒中的一个危险因素。研究表明，良好的血糖控制可以帮助降低患者发生房颤风险。

3. 睡眠呼吸暂停：睡眠呼吸暂停和房颤有很强的联系——大约一半房颤患者同时患有睡眠呼吸暂停，而睡眠呼吸暂停患者的房颤发生风险是没有睡眠呼吸暂停者的四倍。通过睡眠呼吸监测可以诊断睡眠呼吸暂停综合征。改善生活方式可以帮助改善睡眠呼吸暂停：如减肥、定期运动、减少酒精摄入、戒烟、控制过敏症状、侧卧入睡等。如果需要治疗，可以使用无创呼吸机，以在呼吸过程中保持气道开放。睡眠呼吸暂停的其他治疗方法可能包括护齿或外科手术。

4. 甲状腺疾病：目前尚无任何预防甲状腺疾病的措施。建议早期筛查和发现甲状腺疾病，尽早开始治疗，尽可能减少未来房颤发生机会。

5. 肥胖：遵循有益于心脏健康的饮食习惯，并定期运动以保持健康的体重。通过管理房颤患者的生活方式以控制上述危险因素，预防房颤引起的脑卒中。

（五）减轻焦虑

研究表明房颤和焦虑之间存在联系。许多患有焦虑症的人房颤主观症状更加严重。事实上，焦虑可以导致房颤发作，而房颤也可引发焦虑发作，这是一个恶性循环。找到应对焦虑的好方法非常重要。有两种方法可以帮助患者保持冷静：① 深呼吸：找一个舒服的位置（坐着或靠着），松开所有紧绷的衣物，将一只手放在胸前，另一只手放在肚子上，闭上眼睛，专注于腹部并进行缓慢的深呼吸。② 意向引导：把注意力集中在可以使患者平静的东西上以帮助身体放松。把所有的注意力集中在看到的、听到的和闻到的东西上，释放所有的紧张、担忧和压力。其他帮助应对压力和焦虑的方法：① 锻炼或定期体育活动；② 瑜伽运动；③ 药物治疗；④ 同伴支持：与其他房颤患者交谈可能有助于缓解焦虑。

（六）身体活动和体育管理

注重房颤患者的身体活动及体育锻炼管理。房颤患者最关心的一个问题是在平时生活中甚至房颤发作时，是否可以进行体育运动。答案是肯定的。运动已被证明可以降低缺血性脑卒中风险以及预防房颤的发生。体育运动需要缓慢开始，如每周 3～5 次，每次 10 min。当患者感觉舒适时，可增加 5 min 的运动量。目标是每周 5 d，每天 30 min。如果患者感到不适，那么不要尝试在这段时间锻炼身体。有一些可以提高全天活动的方法：① 做家务；② 餐后出去散步；③ 看电视的时候，进行伸展运动，并尽量减少看屏幕的时间；④ 打电话时要站起来；⑤ 遛狗；⑥ 尽可能走楼梯，而不是乘电梯。房颤患者正确地进行运动的方式：① 自我督促，自我鼓励，运动量以呼吸能够说话，但不能说完整的句子为准。如果感到头晕、胸痛或呼吸困难应立即停止。② 设定现实的锻炼目标：循序渐进，尽可能多做。如果不能连续做 30 min，可以把它分成 3 个 10 min。③ 低强度的有氧运动。④ 穿戴适当的运动安全装备，如果患者正在服用抗凝药物，尽量避免锻炼时可能引起受伤或出血的活动。⑤ 热身与放松：运动前进行热身（如慢走 5～10 min），运动后放松和伸展。⑥ 多喝水，运动时及时补充水分。⑦ 在舒适的环境中锻炼。确保有良好的照明和通风。不要在天气太冷、太热或太潮湿时到户外运动。⑧ 不要拘泥于运动的形式。

二、房颤患者用药管理

（一）抗凝药物

房颤会使缺血性脑卒中风险增加 5 倍。使用抗凝药物可以预防缺血性脑卒中。可以使用 CHA_2DS_2VASc 评分系统评估房颤患者是否需要进行抗凝治疗。通常情况下，$\geqslant 2$ 分的男性和 $\geqslant 3$ 分的女性必须进行抗凝。

项目	危险因素	评分
C	充血性心力衰竭	1
H	高血压	1
A	年龄≥75岁	2
D	糖尿病	1
S	卒中/TIA/栓塞史	2
V	血管病史	1
A	年龄为65~74岁	1
Sc	性别为女性	1
		最高评分9

图 2-3 CHA_2DS_2VASc 评分：将这些分数相加以确定 CHA_2DS_2VASc 评分

常规的抗凝药物包括传统的维生素 K 拮抗剂及非维生素 K 拮抗剂口服抗凝药（NOACs）。华法林在瓣膜病房颤中已经成为标准治疗药物。NOACs 克服了华法林的缺点,其使用简单,不需常规监测凝血指标,较少食物和药物相互作用。对于具有抗凝适应证的非瓣膜病房颤患者,华法林或 NOACs 均可选用。基于 NOACs 全面的临床获益,非瓣膜病房颤患者脑卒中预防优先推荐 NOACs。而对于瓣膜病房颤患者的抗栓治疗,由于 NOACs 尚无证据支持用于此类患者,故应选用华法林。

1. 华法林

(1) 食物药物对华法林的影响:华法林有很强的水溶性,口服经胃肠道迅速吸收,生物利用度达 100%。口服给药后 90 min 达血药浓度峰值,半衰期为 36~42 h。吸收后与血浆蛋白结合率达 98%~99%。主要在肺、肝、脾和肾中储积。经肝脏细胞色素 P450 酶系统代谢,代谢产物由肾脏通过尿液排出体外。

药物、饮食、各种疾病状态均可改变华法林的药代动力学。服用华法林的患者在加用或停用影响华法林吸收、代谢和清除的药物时均会影响华法林的药效。明显增强华法林抗凝作用的药物有:保泰松、磺吡酮、甲硝唑及磺胺甲氧嘧啶;轻度增强华法林抗凝作用的药物有:西咪替丁和奥美拉唑等;减弱华法林抗凝作用的药物有:巴比妥、利福平、卡马西平等。华法林与非甾体抗炎类药物、某些抗生素、抗血小板药物同时服用,增加出血风险。饮食中摄入的维生素 K 是长期服用华法林患者的主要影响因素之一,应建议患者保持较为稳定的维生素 K 摄入量,发生明显变化时应该加强监测,注意调整华法林剂量。

(2) 华法林剂量及监测:建议初始剂量为 1~3 mg,监测和调整后 2~4 周达到目标范围。某些患者如老年、肝功能受损、充血性心力衰竭和出血高风险患者,初始剂量可适当降低。华法林最佳的抗凝强度为 INR2.0~3.0,此时出血和血栓栓塞的危险均最低。首次服用华法林后 2~3 d 监测 INR。住院患者口服华法林 2~3 d 后开始每日或隔日监测 INR,直到 INR 达到治疗目标并维持至少两天。此后,根据 INR 结果的稳定性数天至 1 周监测 1 次,根据情况可延长,出院后稳定患者可每 4 周监测 1 次。门诊患者剂量稳定前应数天至每周监测 1 次,当 INR 稳定后,可以每 4 周监测 1 次。如果需调整剂量,应重复前面所述的监测频率直到 INR 再次稳定。

初始剂量治疗 1 周 INR 不达标时,可按照原剂量 25% 的幅度调整剂量并连续(每 3~5 d)监测 INR,直至其达到目标值(INR 为 2.0~3.0)。一次 INR 轻度升高或降低可以不急于改变剂量,但应寻找原因,并在短期内复查。如果两次 INR 位于目标范围之外应调整剂量。可升高或降低原剂量的 25%,调整剂量后注意加强监测。

(3) 对于 INR 异常升高或出血并发症的处理:INR 升高明显(5.0~10.0)时,暂停华法林 1 天或数天,重新开始用药时调整剂量并密切监测。如果患者有高危出血倾向或者发生出血,则需及时就诊并采取积极的措施迅速降低 INR。

2. 非维生素 K 拮抗剂口服抗凝药(NOACs)

(1) 适用人群:NOACs 适用于非瓣膜病房颤患者。由于其疗效、安全性和使用方便等特点,可以优先于华法林使用。心脏人工机械瓣膜和中度至重度风湿性二尖瓣狭窄房颤患者禁用 NOACs。

(2) 起始用药和剂量选择:所有患者在开始服用 NOACs 之前,都应进行 CHA_2DS_2VASc 评分、出血危险因素评估,对抗凝治疗适应证及出血风险进行评估,应进行必要的检查,特别是血常规、凝血指标和肝肾功能。应使用 NOACs 在房颤抗凝临床试验中的所证实的有效剂量，即达比加群酯每次 150 mg，每日 2 次或每次 110 mg，每日 2 次；利伐沙班每次 20 mg，每日 1 次；阿派沙班每次 5 mg，每日 2 次；艾多沙班每次 60 mg，每日 1 次。以下情况应考虑使用低剂量：① 对高龄（＞80 岁），或肌酐清除率 30～49 mL/min，或出血风险高，达比加群酯应使用每次 110 mg，每日 2 次；② 对肌酐清除率 30～49 mL/min，或出血评分高者利伐沙班应使用每次 15 mg，每日 1 次；③ 具备高龄（＞80 岁），血肌酐≥133 μmol/L，体重≤60 kg 中 2 项者，阿派沙班应使用每次 2.5 mg，每日 2 次；④ 对肌酐清除率 15～49 mL/min，艾多沙班应使用每次 30 mg，每日 1 次；⑤ 其他出血高危的患者；⑥ 因病情需要联合抗血小板药物治疗的患者。

3. 服用抗凝药物期间需要注意的事项

（1）避免可能导致受伤或大出血的活动（对抗性运动如足球、篮球）。

（2）监测出血迹象：尿血或便血，鼻出血，牙龈出血，呕血，突然的剧烈头痛（可能是急诊情况）。如果患者有异常出血或淤青的迹象，请立即至医院就诊。

（3）许多药物会与抗凝药物相互作用，从而增加或降低抗凝药物作用。所有的新增加使用的药物都应该明确其与抗凝药物的相互作用。

（4）避免使用非甾体抗炎药（NSAIDS），因为它们会增加抗凝药物的出血风险。

（5）服用华法林的患者应定期检测血液指标（INR）。

（二）控制心室率的药物

房颤患者的心率可能比正常人快。心跳加快会导致以下症状：呼吸急促或胸部不适。如果快心室率时间过长，会导致心力衰竭。此时患者需要服用控制心室率的药物，如美托洛尔、比索洛尔、地尔硫䓬缓释片、维拉帕米缓释等。

（三）恢复正常节律的药物

1. 抗心律失常药物：这些药物可以预防房颤发作以及恢复心脏的正常节律。抗心律失常药物的复律成功率在 30％～50％。如果一种药物无效，可以尝试换用其他药物或者配合其他治疗，例如心脏电复律或消融。使用进行抗心律失常药物可以增加窦律维持的概率。抗心律失常药物包括普罗帕酮（心律平）、胺碘酮（可达龙）、索他洛尔、氟卡尼等。

2. 服用抗心律失常药物需要注意：① 需要定期进行血液检查和心电图检查以确保用药安全；② 每天都在同一时间服药；③ 如果错过服用，切勿加倍，可跳过此次服用再恢复正常服用时间；④ 有许多药物可以与抗心律失常药物相互作用，开始服用新的药物请咨询心内科医生。

第三章 脑卒中的二级和三级预防

第一节 非心源性卒中的二级预防

一、概论

脑梗死的病因分型目前主要采用 TOAST 分型,根据临床特点和辅助检查(如头颅影像、心脏检查、颅外动脉超声、动脉造影及血液凝血功能检查等)的结果信息,根据病因将缺血性脑卒中分为 5 种类型:大动脉粥样硬化型、心源性卒中型、小动脉闭塞型、其他病因型及隐源性卒中。非心源性梗死主要原因往往是大动脉粥样硬化伴发相应部位动脉狭窄。

了解首次卒中的病因学机制,对于积极有效地进行卒中的二级预防至关重要。二级预防的主要目的是预防或降低再次发生卒中的危险,减轻残疾程度。针对发生过一次或多次脑血管意外的患者,通过寻找可逆性病因,纠正所有可干预的危险因素,在中青年患者中显得尤为重要。

二、危险因素控制

脑血管病危险因素分为可预防和不可预防两类,应积极控制可预防的危险因素,减少脑血管病的发生或复发。

(一)高血压

高血压是卒中复发的重要独立危险因素,持续有效控制血压可以显著降低脑卒中事件的复发风险。有研究表明,卒中后急性期过度降压会导致全脑低灌注或脑白质疏松,是卒中后痴呆发生的重要基础,因此降压需平缓。所有患者均应在改变生活方式的基础上,合理选用降压药物治疗。

根据《中国脑卒中防治血压管理指导规范》,尽管脑卒中二级预防的最佳降压目标尚无统一意见,但目前多数国内外相关指南推荐将≤140/90 mmHg 作为标准目标值,而将≤130/80 mmHg 作为理想目标值。

关于脑卒中二级预防降压药物的选择,证据提示目前常用的 5 种降压药物:钙离子通道拮抗剂(如硝苯地平)、ACEI 类(如依那普利)、ARB 类(如缬沙坦)、β 受体阻滞剂(如美托洛尔)、利尿剂(如氢氯噻嗪),均能通过降低血压而发挥预防脑卒中复发的作用。

需要注意的是,研究表明,非心源性脑卒中患者的复发风险与收缩压水平呈近似 J 型相关关系,最佳收缩压水平推荐为 120～139 mmHg。但对存在严重颅内外大动脉狭窄或闭塞的患者而言,其收缩压水平与卒中复发风险之间的关系和最佳收缩压水平尚不明确。对于症状性颅内外大动脉严重狭窄病变的高血压患者,建议先进行重要脏器(脑、心和肾脏等)的血流灌注状态评估。其中对于不伴有明显脑灌注受损的患者,推荐收缩压降压目标为 130 mmHg;而对于伴有明显脑灌注受损的患者,建议收缩压降压目标为 140 mmHg。对合并糖尿病的脑卒中高危人群,收缩压降压目标推荐为 140 mmHg,在可耐受的前提下,可进一步降至 130 mmHg。对合并慢性肾脏病的脑卒中高危人群,在可耐受的前提下,收缩压降压目标推荐为 130 mmHg。对高龄老年人群(≥80 岁),在安全降压的前提下,建议降压目标为收缩压<150 mmHg,若能够耐受则可以继续降到<140 mmHg。

(二) 高脂血症

血脂异常是缺血性脑卒中及短暂脑缺血发作的重要危险因素,胆固醇水平的升高与缺血性脑卒中的发生密切相关,降低胆固醇的方法包括改变不良的生活方式和药物治疗。

大量循证医学证据表明,血脂异常和心脑血管疾病均与生活方式密切相关,积极地改善生活方式(包括控制体重、合理膳食、适当运动等)和改变明确的危险因素(如不健康的饮食习惯、缺少体力活动和肥胖等)可以起到降低血脂的治疗效果。

迄今为止唯一针对非心源性缺血性脑卒中或 TIA 的 SPARCL 研究证实,强化降低胆固醇(用阿托伐他汀,80 mg/d)5 年可以使脑卒中的相对风险降低 16%。亚组分析提示,所有类型的非心源性卒中均可在他汀的预防效应中获益。2014 年 AHA/ASA 发布的卒中和 TIA 二级预防指南建议在动脉粥样硬化源性缺血性脑卒中或 TIA 患者中,若 LDL‐C≥2.6 mmol/L(100 mg/dL),推荐强化他汀类药物治疗以降低脑卒中和心血管事件的风险。

脂蛋白(a)与急性缺血性卒中患者发生卒中和复合血管事件高复发风险相关。丹麦一项未经选择的大型人群研究中,血浆脂蛋白(a)水平升高与缺血性卒中的危险性正相关。荟萃分析显示,脂蛋白(a)升高是缺血性卒中的独立危险因素,特别是对于年轻人。研究显示,脂蛋白(a)与动脉粥样硬化引起的卒中风险增加相关,而与总缺血性卒中或心源性栓塞性卒中风险不相关。进一步的研究显示,脂蛋白(a)可能与动脉粥样硬化性血栓性血管疾病有关联。虽然在高血浆脂蛋白(a)患者中,他汀类药物可明显降低 LDL 胆固醇水平,但来自大型临床试验的证据表明他汀类药物对脂蛋白(a)的血浆水平无影响。

《中国缺血性脑卒中和短暂性脑缺血发作二级预防指南 2014》及《中国缺血性脑卒中血脂管理指导规范》推荐非心源性脑卒中或 TIA 患者无论是否伴有其他动脉粥样硬化证据,均使用高强度他汀类药物长期治疗预防卒中/TIA 复发,且 LDL‐C 下降≥50% 或 LDL‐C≤1.8 mmol/L(70 mg/dL)时,二级预防更有效。如果患者在服用他汀药物达到最大治疗量时 LDL‐C 仍无法达标或者服用他汀类药物无法耐受时,可考虑联合或者更换其他降脂药物。

对于服用他汀类药物的患者,需要监测肝功能和肌酸激酶,如果 AST/ALT 超过 3 倍正常上限或 CK 超过 5 倍正常上限,暂停给药。停药后应每周复查肝功能和肌酸激酶直至正常,当肝酶正常后可考虑重新使用原有他汀药物或者其他调脂药物。对于既往有脑出血病史或者高出血风险的缺血性卒中患者,在使用他汀类药物前需要评估风险获益比。

(三)糖代谢异常和糖尿病

糖尿病作为脑血管病特别是缺血性脑卒中/TIA 的危险因素已经得到公认,越来越多的证据表明,高血糖可以增加卒中发生率,是卒中的独立危险因素。在缺血性脑卒中患者中,60%～70%存在糖代谢异常或糖尿病,我国住院的卒中患者的糖尿病患病率高达45.8%,糖尿病前期的患病率高达23.9%,主要为餐后高血糖。各类研究都证实糖尿病或者糖尿病前期均是缺血性卒中发病后死亡的独立危险因素,所以合理的血糖管理对于卒中/TIA 患者非常重要,但是对于糖代谢异常患者的日常血糖管理相关推荐意见较缺乏。

根据《中国缺血性脑卒中和短暂性脑缺血发作二级预防指南 2014》及《中国脑卒中血糖管理指导规范》建议既往有无糖代谢异常病史的卒中患者应做筛查,尽早查空腹血糖和糖化血红蛋白,保证早期发现糖尿病或糖尿病前期,提高医患对血糖管理的重视程度;对于糖尿病或糖尿病前期患者进行生活方式和(或)药物干预能减少缺血性脑卒中或 TIA 发生,推荐糖化血红蛋白控制在 7.0%以内。在保证不发生低血糖或其他严重不良反应的情况下,一些患者可选择更加严格的目标糖化血红蛋白水平(6.5%)。而对于有严重低血糖事件发生史、预期寿命短、存在严重的微血管或大血管并发症、存在其他严重并发症以及糖尿病病史长且应用包括胰岛素在内的多种药物都难以控制血糖的患者,可考虑将目标糖化血红蛋白水平提高为 8.0%。

(四)吸烟

吸烟可增加卒中患者的卒中复发风险。南京卒中注册登记研究结果显示,卒中后持续吸烟者的卒中复发风险是不吸烟者的近 2 倍,且吸烟量与卒中复发风险存在强的剂量反应关系。心理疏导、行为及药物干预等手段可能有效。有吸烟史的缺血性卒中患者均应戒烟。无论有无吸烟史,缺血性卒中患者均应远离吸烟场所,避免被动吸烟。

(五)睡眠呼吸暂停

有研究表明睡眠呼吸暂停(SAS)是脑卒中复发的一个独立危险因素,脑卒中患者合并呼吸暂停可能会导致早期神经功能障碍和康复困难。

持续呼吸道正压通气(CPAP)治疗可显著降低卒中后睡眠呼吸暂停低通气指数和改善患者临床转归。研究表明,对伴有睡眠呼吸暂停的短暂性脑缺血发作患者进行持续 90 d 的自动调节 CPAP 治疗,可明显降低血管事件发生率。

《中国缺血性脑卒中和短暂性脑缺血发作二级预防指南 2022》推荐:鼓励有条件的医疗单位对缺血性脑卒中或 TIA 患者进行睡眠呼吸监测。治疗方面,除改变生活习惯(如采取侧卧位睡眠、减轻体重、保持鼻部通畅等),进行牙托治疗、手术治疗等外,应持续 CPAP 治疗,尤其是自动调节 CPAP 是治疗中到重度阻塞性睡眠呼吸暂停综合征(OSAS)的首选方法,通过提供足够的正气道压,保持呼吸道通畅,从而减轻症状和改善睡眠质量,以降低血管事件的发生率。

（六）高同型半胱氨酸血症

对近期发生缺血性脑卒中或 TIA 且血同型半胱氨酸轻度至中度增高的患者,补充叶酸、维生素 B_6 以及维生素 B_{12} 可降低同型半胱氨酸水平。尚无足够证据支持降低同型半胱氨酸水平能够减少脑卒中复发风险。

三、抗血小板药物的应用

抗血小板药物,作为缺血性卒中的核心治疗药物,由于可以显著降低动脉粥样硬化高风险患者和症状性脑血管疾病患者的卒中风险,被广泛地应用于缺血性卒中的急性期治疗和二级预防。对于非心源性栓塞性缺血性卒中或 TIA 患者,推荐使用抗血小板药而不是口服抗凝药来降低卒中再发及其他心血管事件的发生风险。

（一）单独抗血小板治疗

1. 阿司匹林不可逆抑制血小板的环氧化酶,减少血栓素 A_2 的产生,从而减少血小板聚集,降低缺血性卒中的发生,是非心源性栓塞性卒中二级预防最广泛使用的单一抗血小板药物。目前,很多随机对照试验显示,其他抗血小板药(如氯吡格雷、双嘧达莫、三氟柳、替卡格雷、西洛他唑等)或抗凝药(如达比加群、利伐沙班和华法林等)在非心源性栓塞性卒中后重大心血管事件或复发性卒中风险预防方面的效果,并不优于阿司匹林。

在有关阿司匹林参与卒中二级预防的研究中,被研究的剂量为 20~1 500 mg/d 不等。大多数研究结果都认为 50~325 mg/d 的阿司匹林与更大剂量相比,前者对于卒中二级预防拥有与后者同样效果;而在 50~325 mg/d 的区间内,低剂量与高剂量预防效果亦无显著的差别。不同剂量的阿司匹林对于缺血性脑卒中的二级预防收益趋于相同,大剂量的阿司匹林相较小剂量来说会增加出血风险。

2012 年美国胸科医师协会（ACCP）关于缺血性卒中的抗栓和溶栓治疗的临床实践指南推荐将阿司匹林（剂量为 75~100 mg/d）作为非心源性缺血性脑卒中和 TIA 的长期二级预防用药;2014 年 AHA/ASA 发布的缺血性卒中及 TIA 二级预防指南推荐将阿司匹林（剂量为 50~325 mg/d）作为非心源性缺血性脑卒中和 TIA 长期二级预防的单药方案使用。《中国缺血性脑卒中和短暂性脑缺血发作二级预防指南 2014》推荐,阿司匹林单药可作为首选抗血小板药物,最佳剂量为 75~150 mg/d。

2. 氯吡格雷

氯吡格雷,属于血小板 P2Y12 受体阻滞剂可选择性地抑制 ADP 与血小板受体结合,从而抑制 ADP 介导的糖蛋白 GPⅡb/Ⅲa 复合物的活化,达到抑制血小板聚集的作用。肝酶的多态性会影响氯吡格雷在体内的代谢。在一部分人群中,氯吡格雷抑制血小板的效能会受到基因影响而降低,称为"氯吡格雷无反应或抵抗"。与阿司匹林相比,服用氯吡格雷后产生消化道反应的副作用的概率稍低,但发生皮疹和腹泻的可能稍高。

2014 年 AHA/ASA 发布的缺血性卒中及 TIA 二级预防指南推荐,氯吡格雷（75 mg/d）可作为非心源性缺血性脑卒中和 TIA 长期二级预防、阿司匹林过敏或不耐受的替代用药方案使用。《中国缺血性脑卒中和短暂性脑缺血发作二级预防指南 2014》推荐,氯吡格雷（75 mg/d）和阿司匹林（100 mg/d）均可作为二级预防首选单药抗血小板药物。

3. 其他药物

双嘧达莫,通过抑制腺苷脱氨酶和磷酸二酯酶活性,抑制血小板聚集。目前可获得的剂型有两种:即释型双嘧达莫,用量为 50～100 mg/次,3 次/d 给药;缓释型双嘧达莫,为复方制剂,每次一片,每片含双嘧达莫 200 mg+阿司匹林 25 mg,2 次/d 给药。目前双嘧达莫用于卒中二级预防的是后者。剂量 50～75 mg/d 的阿司匹林与阿司匹林/双嘧达莫联合治疗的风险似乎相似。然而,阿司匹林/双嘧达莫联合治疗较阿司匹林或氯吡格雷单药治疗耐受性差,主要原因是有头痛的副作用。所以联合治疗常用阿司匹林和氯吡格雷的替代治疗药物。

西洛他唑是一种磷酸二酯酶Ⅲ抑制剂,既往研究显示,该药物可以显著减少复发性卒中事件的发生,并且出血事件更少。对于脑出血高风险的非心源性卒中或 TIA 患者,使用西洛他唑可能是合理的。

《中国缺血性脑卒中和短暂性脑缺血发作二级预防指南 2014》推荐西洛他唑(100 mg,2 次/d)可作为阿司匹林和氯吡格雷的替代药物治疗。但 2014 年 AHA/ASA 发布的缺血性卒中及 TIA 二级预防指南并未推荐西洛他唑参与二级预防的应用。

(二) 双抗血小板治疗

2013 年发表于 NEJM 杂志上的 CHANCE 研究表明,联合抗血小板治疗能够成功地降低轻型缺血性卒中的复发风险。2018 年 POINT 研究结果显示,与单纯使用阿司匹林相比,氯吡格雷+阿司匹林的双联抗血小板治疗能够降低轻型缺血性卒中(小卒中)或高危 TIA 患者的复发严重缺血事件风险,但可能会增加大出血的风险。

2014 年 AHA/ASA 发布的缺血性卒中及 TIA 二级预防指南推荐,发病 24 h 内,具有脑卒中高复发风险(ABCD2 评分≥4 分)的急性非心源性 TIA 或轻型缺血性脑卒中患者(NIHSS 评分≤3 分),应尽早给予阿司匹林联合氯吡格雷治疗 21 d,并应严密观察出血风险,此后可单用阿司匹林或氯吡格雷作为缺血性脑卒中长期二级预防一线用药。发病 30 d 内伴有症状性颅内动脉严重狭窄(狭窄率 70%～99%)的缺血性脑卒中或 TIA 患者,应尽早给予阿司匹林联合氯吡格雷治疗 90 d,此后阿司匹林或氯吡格雷单用均作为长期二级预防一线用药。

四、症状性大动脉粥样硬化性缺血性脑卒中或 TIA 的非药物治疗

(一) 颈动脉颅外段狭窄

颈动脉粥样硬化斑块和颈动脉狭窄是缺血性卒中的重要危险因素,一方面,这两者影响脑血流量;另一方面,脱落的斑块形成的栓子会造成栓塞性卒中。对于颈动脉狭窄或闭塞的缺血性卒中患者,颈动脉内膜切除术(CEA)和颈动脉支架成形术(CAS)是目前最常用的两种手术方法。CEA 和 CAS 二者应在颈动脉狭窄的卒中治疗中作为相互补充的治疗手段,在权衡患者的具体病情和耐受程度后进行合理选择。

《中国缺血性脑卒中和短暂性脑缺血发作二级预防指南 2014》推荐:

1. 对于近期发生 TIA 或 6 个月内发生缺血性脑卒中合并同侧颈动脉颅外段严重狭窄(狭窄率 70%～99%)和中度狭窄(狭窄率 50%～69%)的患者,如果预计围手术期死亡

和卒中复发<6%,推荐进行 CEA 或 CAS 治疗,CEA 或 CAS 的选择应依据患者个体化情况。对于近期发生 TIA 或 6 个月内发生缺血性脑卒中合并同侧颈动脉颅外段狭窄的患者,如果预计围手术期死亡和卒中复发<6%,推荐进行 CEA 或 CAS 治疗。CEA 或 CAS 的选择应依据患者个体化情况。

2. 颈动脉颅外段狭窄程度<50%时,不推荐行 CEA 或 CAS 治疗。

3. 当缺血性脑卒中或 TIA 患者有行 CEA 或 CAS 的治疗指征时,如果无早期再通禁忌证,应在 2 周内进行手术。

(二) 椎动脉狭窄

后循环卒中约占缺血性卒中的 20%。1/4 后循环卒中发生于椎和/或基底动脉狭窄的患者。大型国际试验显示,症状性颈动脉狭窄患者能够从 CEA 中获益,一些患者也可以选择 CAS。但是,后循环狭窄尚缺少最佳治疗的证据。症状性椎基底动脉狭窄的患者卒中复发的风险很高,第一个月复发风险最高。著名的三大试验 SAMMPRIS、VAST 和 VIST 均发现,对于颅外和颅内椎动脉狭窄、颅外椎动脉狭窄或颅内椎动脉狭窄,都未发现支架/血管成形术(相对于最佳内科治疗)的优势。

《中国缺血性脑卒中和短暂性脑缺血发作二级预防指南 2014》推荐:症状性颅外椎动脉粥样硬化狭窄患者,内科药物治疗无效时,可选择支架置入术(CAS)作为内科药物治疗辅助技术手段。

(三) 锁骨下动脉狭窄和头臂干狭窄

动脉粥样硬化多累及锁骨下动脉和头臂干,严重狭窄可引发一系列临床症状。有症状的患者应考虑通过血管内技术或者外科手术进行血运重建。

《中国缺血性脑卒中和短暂性脑缺血发作二级预防指南 2014》推荐:

(1) 锁骨下动脉狭窄或闭塞引起后循环缺血症状(锁骨下动脉窃血综合征)的缺血性脑卒中或 TIA 患者,如果标准内科药物治疗无效,且无手术禁忌,可行支架置入术或外科手术治疗。

(2) 颈总动脉或者头臂干病变导致的 TIA 和缺血性脑卒中患者,内科药物治疗无效,且无手术禁忌,可行支架置入术或外科手术治疗。

(四) 颅内动脉狭窄

在美国,有 8%～10%的卒中是由颅内动脉粥样硬化(ICAD)引起,而这一比例在中国为 20%～46%。SAMMPRIS 研究结果显示,介入治疗组 30 d 卒中或死亡率较内科治疗组显著较高。但是颅内支架治疗的相关研究仍在进行,2018 年进行的 WEAVE 研究表明在 FDA 批准的适应证下使用 Wingspan 支架治疗 ICAD,围手术期卒中和死亡率极低。对于有症状的 ICAD 患者,经过研究重新评估,支架治疗带来了比以往报告中更好的安全性。

中国症状性颅内动脉狭窄支架治疗多中心登记研究显示,中国人群中对严重症状性颅内动脉狭窄患者进行血管内支架治疗的安全性和有效性是可接受的。据此,2017 年中国卒中学会发布的《症状性颅内外动脉粥样硬化性大动脉狭窄管理规范——中国卒中学会科学声明》推荐:对于症状性颅内动脉粥样硬化性狭窄(狭窄率 70%～99%,病灶长度

≤15 mm,目标血管直径≥2.0 mm)的患者,在内科标准治疗无效或侧支循环代偿不完全的情况下,血管内治疗可以作为内科药物治疗辅助治疗手段。

第二节　心源性卒中的二级预防

心源性卒中指心源性栓子脱落,栓塞相应脑动脉造成的缺血性卒中。心源性卒中占全部缺血性卒中的 14%～30%。此外,经推测隐源性卒中(占缺血性卒中的 25%)的发病原因部分也为心源性栓塞。

心源性卒中患者较其他类型的缺血性卒中通常病情更加严重,早期及远期预后更差,具有更高的死亡率、致残率及复发率。另外,心源性卒中的二级预防措施以抗凝药物为主,这一点与其他类型的缺血性卒中不同。因此,加强对心源性卒中的认识、重视心源性卒中的筛查及进行规范化的防治尤为重要。本节将针对心源性卒中的二级预防加以介绍。

一、心源性卒中的机制

1. 血流变缓慢导致心腔(特别是各种病因造成心腔扩大、心房规律收缩功能丧失、左心室室壁瘤等)内血栓形成并脱落。

2. 异常瓣膜表面的附着物(如退行性变瓣膜表面的钙化物、感染性心内膜炎的瓣膜赘生物、人工瓣膜表面的血栓等)脱落。

3. 体循环静脉系统血栓经异常心房间通道(房间隔缺损或卵圆孔未闭)进入动脉系统造成栓塞(即"矛盾栓塞")。

二、心源性卒中的病因

1. 心房颤动

心房颤动(房颤)是心源性卒中最常见的病因。房颤所致缺血性卒中占所有缺血性卒中的 20% 左右。瓣膜病房颤的卒中风险高于非瓣膜病房颤。瓣膜病房颤患者发生卒中的概率是无房颤患者的 17 倍。在非瓣膜病房颤患者中,缺血性卒中的年发病率约 5%,是无房颤患者的 5 倍左右。而不同的非瓣膜病房颤各类型(阵发性、持续性、永久性房颤)的卒中风险相似。非瓣膜病房颤的血栓风险主要与患者伴随的心血管危险因素有关。目前国际指南均推荐使用 CHA_2DS_2VASc 评分体系评估非瓣膜病房颤患者的卒中风险(表 3-1)。随着评分增加,栓塞风险增加。如果男性患者 CHA_2DS_2VASc 评分≥2 分或女性评分≥3 分即为卒中高危患者。房颤(合并或不合并其他心血管疾病)相关的卒中占全部心源性卒中的 79% 以上,是最主要的心源性卒中危险因素,因而受到普遍关注,成为心源性卒中预防的重点。

表 3 - 1 CHA$_2$DS$_2$VASc 评分系统

危险因素	评分
充血性心力衰竭/左心室收缩功能障碍(C): (心力衰竭的症状/体征或有左心室射血分数下降的证据)	1
高血压(H):至少两次静息血压>140/90 mmHg	1
年龄≥75 岁(A)	2
糖尿病(D):空腹血糖>125 mg/dL(7 mmol/L)或需要口服降糖药和/或胰岛素治疗	1
卒中/TIA/血栓栓塞史(S)	2
血管疾病(V)(既往心肌梗死,外周动脉疾病或主动脉斑块)	1
年龄 65～74 岁(A)	1
女性(Sc)	1
最高累计分	9

注:TIA=短暂性脑缺血发作;1 mmHg=0.133 kPa。

2. 急性心肌梗死和左心室血栓

近期(4 周内)心肌梗死患者发生缺血性卒中的平均概率为 1%～2.5%。其高危因素包括高龄、高血压、糖尿病、前壁心肌梗死、合并房颤及心功能不良等。心肌梗死的部位(前壁心肌梗死)和左心室收缩功能减低的程度对左心室血栓形成有重要的影响。心室室壁瘤及节段性室壁运动障碍是心室内血栓慢性形成的主要原因。

3. 心脏瓣膜病

不同的心脏瓣膜病卒中风险不同。即便不合并房颤,风湿性二尖瓣病变以及人工瓣膜置换术后的患者,其心源性卒中的风险亦明显偏高。风湿性二尖瓣狭窄患者的心源性栓塞事件的年发生率为 1.5%～4.7%。人工心脏瓣膜血栓的年发生率为 0.1%～6%。机械瓣较生物瓣有更高的血栓栓塞风险。

4. 扩张型心肌病

扩张型心肌病合并心力衰竭的患者,在不合并房颤的情况下,其卒中的年发生率为1%～2%。左心室收缩功能减低的程度与栓塞风险密切相关。

5. 感染性/非感染性心内膜炎

感染性心内膜炎患者的心脏瓣膜或邻近大动脉内膜伴有赘生物形成。心源性赘生物迁移引起的栓塞事件是感染性心内膜炎的常见并发症,发生率高达 20%～40%。感染性心内膜炎患者栓塞的高危因素包括:赘生物大小、二尖瓣受累以及金黄色葡萄球菌感染。恶性肿瘤、抗磷脂抗体综合征、系统性红斑狼疮等疾病可导致非感染性心内膜炎,亦为心源性卒中的高危因素。

6. 心房黏液瘤

心房黏液瘤临床少见,多为良性肿瘤。由于心脏收缩时的挤压及血流的冲击,瘤体质脆易碎或瘤体表面血栓脱落,从而引发栓塞事件,其中以脑卒中最为常见。

7. 反常血栓

指来自右心或静脉系统的栓子在脱落后通过右向左分流进入左心系统,从而造成动脉栓塞,其中脑卒中最为常见。主要病因为卵圆孔未闭、房间隔缺损、肺静脉瘘等。

三、心源性卒中的二级预防策略

1. 抗凝治疗

抗凝治疗是房颤合并缺血性卒中患者二级预防的基石,得到国内外指南的一致推荐。但抗凝治疗无疑会增加患者的出血风险。因此,在抗凝治疗前以及抗凝治疗过程中应注意对患者出血风险进行动态评估(表 3-2),权衡患者的获益与风险,并及时调整治疗方案。

表 3-2　出血风险评估

可纠正的危险因素
高血压(尤其是收缩压>160 mmHg) 服用维生素 K 拮抗剂时不稳定的 INR 或 INR 达到治疗目标范围值时间<60% 合并应用增加出血倾向的药物如:抗血小板药物及非甾体抗炎药 嗜酒(≥8 个饮酒量/周)
潜在可纠正的危险因素
贫血 肾功能受损(血肌酐>200 μmol/L) 肝功能受损[慢性肝病或显著肝功能异常的生化证据(如胆红素>2 倍正常上限, 天门冬氨酸氨基转移酶/丙氨酸氨基转移酶/碱性磷酸酶>3 倍正常上限)] 血小板数量或功能降低
不可纠正的危险因素
年龄(>65 岁或>75 岁)[a] 大出血史 既往卒中 需要透析治疗的肾脏病或肾移植 肝硬化 恶性疾病 遗传因素
出血危险因素的生物标志物
高敏肌钙蛋白 生长分化因子-15 血肌酐/估测的肌酐清除率

注:a—不同评分系统中年龄界值不同;INR—国际标准化比值。1 mmHg=0.133 kPa。

目前,临床上最常用的口服抗凝药物为:华法林及非维生素 K 拮抗剂口服抗凝药物(NOACs),如达比加群、利伐沙班。NOACs 用于房颤卒中及体循环栓塞预防的疗效上不劣于或优于华法林,且出血风险不高于或低于华法林,尤其是颅内出血风险明显低于华法林;NOACs 克服了华法林的多种药物食物相互作用、需要定期检测国际标准化比值

(PT-INR)等缺点,故国内外指南已将 NOACs 作为非瓣膜病房颤卒中预防的一线用药。对于急性心肌梗死合并无症状心室血栓者推荐加用华法林抗凝治疗,抗凝治疗时程为 6 个月,根据复查影像学结果决定进一步治疗。由于抗凝及抗血小板治疗对窦性心律的心力衰竭患者的临床获益并不确切,对于不合并房颤、无既往栓塞史及心腔内血栓证据的射血分数减低的慢性心力衰竭患者均不推荐常规抗凝或抗血小板治疗。自体主动脉瓣狭窄、关闭不全,风湿性二尖瓣中重度狭窄及机械瓣置换术后 NOACs 禁用,故此类患者只能选用华法林。三尖瓣关闭不全或二尖瓣关闭不全患者合并房颤亦可应用 NOACs。生物瓣置换术后 3 个月内或二尖瓣修复术后 3 个月内合并房颤的抗栓治疗,由于尚无证据支持 NOACs 用于此类患者,故应选用华法林。房颤合并瓣膜病变患者使用 NOACs 的适应证与禁忌证,见表 3-3。

表 3-3　心房颤动合并瓣膜病变患者使用非维生素 K 拮抗剂口服抗凝药的适应证与禁忌证

项目	适应证	禁忌证
人工机械瓣膜		√
中到重度二尖瓣狭窄(通常为风湿性心脏病起源)		√
轻中度其他自体瓣膜疾病(例如轻中度主动脉瓣狭窄或反流、退行性二尖瓣反流等)	√NOACs 的试验中入选了此类患者	
重度主动脉瓣狭窄	√数据有限(RE-LY 研究排除了此类患者),这类患者大部分会进行干预治疗	
生物瓣膜术后>3 个月	√可以接受用于因退行性二尖瓣反流或主动脉瓣病变而手术的患者。不建议用于因风湿性二尖瓣狭窄而手术的患者	
二尖瓣修复术后>3 个月	√一些 NOACs 研究中纳入了一些此类患者	
PTAV 和 TAVI	√尚无前瞻性研究;也许需要与单联或双联抗血小板药物合用	
肥厚型心肌病	√数据少,但是这类患者可能适合 NOACs	

注:PTAV—经皮腔内主动脉瓣膜成形术;TAVI—经导管主动脉瓣置入术;NOACs—非维生素 K 拮抗剂口服抗凝药。

目前有关房颤患者急性卒中后何时启动(重启)抗凝治疗的时机方面的研究仍然缺乏。启用抗凝治疗之前,必须仔细评估患者的获益与风险。缺血性卒中后,必须在(复发性)卒中风险超过继发性出血转化风险时才能做出(重新)开始口服抗凝治疗的推荐。必要时应由多学科团队(包括神经内科、影像科、心内科、血液科等)根据患者的情况进行个体化处理。

2. 有创治疗

(1)内科介入手术:大约 90% 非瓣膜病房颤患者的血栓来源于左心耳,封闭左心耳理论上是预防房颤患者栓塞并发症的有效途径之一。因此,对于非瓣膜病房颤患者,如果长期口服抗凝药会导致出血风险高、不耐受、依从性差,或者长期规范抗凝治疗的基础上仍发生脑卒中或体循环栓塞事件,那么进行左心耳封堵可作为一种替代治疗。

对于存在隐源性卒中,特别是年龄<55 岁的患者,如其存在卵圆孔未闭,则采取卵圆孔封堵治疗等措施可能是合理的。

(2) 各类外科手术:胸腔镜下切除左心耳,亦可作为非瓣膜病房颤患者预防卒中的抗凝治疗替代策略。各类心脏瓣膜病可考虑相应的外科换瓣或瓣膜修复手术。感染性心内膜炎形成的赘生物直径>10 mm 且活动度较大者,特别是累及二尖瓣前叶者,应考虑尽早手术;已发生卒中,经影像学检查证实无颅内出血且患者无严重神经系统症状(如昏迷)者,应考虑手术。心脏黏液瘤患者在确诊后应接受手术切除肿瘤;有症状的心脏乳头状弹力纤维瘤病患者应手术治疗,部分患者虽无症状,但瘤体直径>1 cm 或活动度过大者也应接受手术治疗,手术方式通常包括瘤体切除,部分患者可能尚需行瓣膜置换术。心脏恶性肿瘤的治疗需综合评估后决定手术方案。

总之,心源性卒中的病因需要多学科团队共同关注。心源性卒中的致病原因有房颤、心肌梗死及左室血栓、心脏瓣膜病、心肌病、感染性心内膜炎、心脏黏液瘤、先天性心脏病等,临床上应加强卒中的病因筛查,提高心源性卒中的诊断水平。针对心源性疾病应给予合理的、个体化的干预措施,包括抗凝治疗、介入封堵或外科手术,以预防心源性卒中的复发。

第三节 运动康复

脑卒中患者运动功能障碍的发生率为 70%~80%。运动功能障碍使患者工作、生活能力部分或全部丧失,给家庭和社会带来了沉重的负担。运动疗法是一种以系统性运动锻炼为主的康复干预措施,是通过康复治疗师指导患者进行运动锻炼,来提高患者运动功能的一种康复方法。早期运动康复介入,能有效恢复患者肢体功能,显著降低致残率,使患者最大限度获得身心康复,提高生活质量,最终重返社会。本节就脑卒中患者运动康复的指征、运动功能评定、脑卒中各分期的运动康复方案、运动康复存在的问题及处理等方面进行阐述。

一、运动康复指征

1. 脑梗死患者神经系统症状稳定(生命体征稳定,症状体征不再进展)>48 h;

2. 脑出血患者内科治疗症状稳定(生命体征稳定,症状体征不再进展)>1 周或影像学检查血肿趋于吸收;

3. 脑出血患者外科治疗症状稳定(生命体征稳定,症状体征不再进展)>2 周或影像学检查血肿趋于吸收;

4. 蛛网膜下腔出血必须经病因学处理之后、生命体征稳定,症状体征不再进展;

5. 患者意识清楚,无严重精神障碍,无颅内高压、无严重和难以控制的高血压,认知

能力基本正常(简易精神状态量表 MMSE 得分大于 24 分);

6. 无其他系统严重并发症,如严重感染、糖尿病酮症及频发癫痫;无未控制的临床情况(如甲状腺功能亢进或减退、肝肾功能不全、风湿疾病急性活动、电解质紊乱、严重贫血等)。

二、运动功能评定

1. Brunnstrom 评定方法

Brunnstrom 将脑卒中偏瘫运动功能恢复分为 6 期,根据患者上肢、手和下肢的肌张力与运动模式的变化来评定其运动功能恢复状况。

Brunnstrom Ⅰ阶段:为患者无随意运动;

Brunnstrom Ⅱ阶段:为患者开始出现随意运动,并能引出患肢联合反应、共同运动;

Brunnstrom Ⅲ阶段:为患者的异常肌张力明显增高,可随意出现共同运动;

Brunnstrom Ⅳ阶段:为患者的异常肌张力开始下降,其共同运动模式被打破,开始出现分离运动;

Brunnstrom Ⅴ阶段:为患者的肌张力逐渐恢复,并出现精细运动;

Brunnstrom Ⅵ阶段:为患者的运动能力接近正常水平,但其运动速度和准确性比健侧差。

2. Fugl－Meyer 评定法

Fugl－Meyer 评定法主要包括肢体运动、平衡和感觉积分,以及关节被动活动度积分(包括运动和疼痛总积分)。其中上肢功能总分 66 分、下肢运动功能总分 34 分。

3. 平衡功能评定

(1) 三级平衡检测法。临床常用此评定方法。Ⅰ级平衡是指在静态下不借助外力,患者可以保持坐位或站立位平衡;Ⅱ级平衡是指在支撑面不动(坐位或站立位),身体某个或几个部位运动时可以保持平衡;Ⅲ级平衡是指患者外力作用或外来干扰下仍可以保持坐位或站立平衡。

(2) Berg 平衡评定量表。Berg 平衡评定量表是脑卒中临床康复与研究中最常用的量表,一共有 14 项检测内容(包括:① 坐→站;② 无支撑站立;③ 足着地,无支撑坐位;④ 站→坐;⑤ 床→椅转移;⑥ 无支撑闭眼站立;⑦ 双脚并拢,无支撑站立;⑧ 上肢向前伸;⑨ 从地面拾物;⑩ 转身向后看;⑪ 转体 360°;⑫ 用脚交替踏台阶;⑬ 双足前后位,无支撑站立;⑭ 单腿站立),每项评分 0~4 分,满分为 56 分。得分高表明平衡功能好,得分低表明平衡功能差。

4. 日常生活活动能力的评定

日常生活活动(ADL)能力的评定是脑卒中临床康复常用的功能评定,其方法主要有 Barthel 指数和功能独立性评定。

三、康复目标与时机选择

1. 康复目标

采用一切有效的措施预防脑卒中后可能发生的并发症(如压力性损伤、坠积性或吸入性肺炎及深静脉血栓形成等),改善患者运动功能,提高日常生活活动能力和适应社会生活的能力,从而提高患者生存质量。

2. 康复时机

循证医学研究表明,早期康复有助于改善脑卒中患者受损的功能,减轻残疾的程度,提高其生存质量。运动康复治疗是在神经内科或神经外科常规治疗(包括原发病治疗,合并症治疗,控制血压、血糖、血脂等治疗)的基础上,在患者病情稳定 48 h 后开始进行。脑卒中康复是一个长期的过程,病程较长的脑卒中患者仍可从康复中受益,但其效果较早期康复者差。对伴有严重的合并症或并发症的患者,如血压过高、严重的精神障碍、重度感染、急性心肌梗死或心功能不全、严重肝肾功能损害或糖尿病酮症酸中毒等,应在治疗原发病的同时,积极治疗合并症或并发症,待患者病情稳定 48 h 后方可逐步进行康复治疗。

四、运动康复的原则

1. 选择合适的病例和早期康复时机。

2. 康复计划是建立在功能评定的基础上,由康复治疗小组共同制订,并在实施过程中酌情加以调整。

3. 康复治疗贯穿于脑卒中治疗的全过程,须循序渐进。

4. 综合康复治疗要与日常生活活动和健康教育相结合,并有脑卒中患者的主动参与及家属的配合。

5. 积极防治并发症,做好脑卒中的二级预防。

五、脑卒中患者运动康复方案

1. 急性期

脑卒中急性期通常是指发病后的 1~2 周,相当于 Brunnstrom 分期的 Ⅰ~Ⅱ 阶段,此阶段患者从患侧肢体无主动活动到肌肉张力开始恢复,并有较弱的屈肌与伸肌共同运动。急性期的目标是通过被动活动和主动参与,以及肢体正确的摆放和体位的转换(如翻身等),促进偏瘫侧肢体肌张力的恢复和主动活动的出现,预防压力性损伤、关节畸形、下肢深静脉血栓形成及呼吸道感染等并发症。

(1)姿势与体位:为增加偏瘫侧的感觉刺激,多主张偏瘫侧卧,此时偏瘫侧上肢应呈肩关节前屈 90°,伸肘、伸指、掌心向上;偏瘫侧下肢呈伸髋、膝稍屈、踝背屈 90°。而健侧肢体放在舒适的位置。仰卧位时,偏瘫侧肩胛骨和骨盆下应垫薄枕,防止日后的后缩,偏瘫侧上肢呈肩关节稍外展、伸肘、伸腕、伸指,掌心向下;偏瘫侧下肢呈屈髋、屈膝、足踝在床面上(必要时给予一定的支持或帮助)或伸髋、伸膝、踝背屈 90°(足底放支持物或置钉子鞋,痉挛期除外)。健侧肢体可放在舒适的位置。健侧卧位时,偏瘫侧上肢有支撑(垫枕),肩关节呈前屈 90°,伸肘、伸腕、伸指,掌心向下;偏瘫侧下肢有支撑(垫枕),呈迈步状(屈髋、屈膝、踝背屈 90°,患足不可悬空)。定时翻身(每 2 h 一次)是预防压力性损伤的重要措施,开始以被动为主,待患者掌握翻身动作要领后,应由其主动完成。

（2）偏瘫肢体被动活动：活动顺序为近端关节到远端关节，一般每日 2～3 次，每次 5 min 以上，直至偏瘫肢体主动活动恢复。同时，嘱咐患者头转向偏瘫侧，视觉反馈和治疗师言语刺激有助于患者的主动参与。被动活动宜在无痛或少痛的范围内进行，以免造成软组织损伤。在被动活动肩关节时，偏瘫侧肱骨应呈外旋位，即手掌向上（仰卧位），以防肩部软组织损伤产生肩痛。

（3）床上活动：① 双手叉握上举运动：双手叉握，偏瘫手拇指置于健手拇指掌指关节之上（Bobath 握手），在健侧上肢的帮助下，作双上肢伸肘，肩关节前屈、上举运动。② 翻身：向偏瘫侧翻身，呈患侧卧，双手叉握、伸肘、肩前屈 90°，健侧下肢屈膝屈髋、足踩在床面上，头转向偏瘫侧，健侧上肢带动偏瘫侧上肢向偏瘫侧转动，并带动躯干向偏瘫侧转，同时健侧足踏在床面用力使得骨盆和下肢转向偏瘫侧。向健侧翻身，呈健侧卧，动作要领同前，只是偏瘫侧下肢的起始位需他人帮助，健侧卧的肢位摆放同前。

（4）桥式运动（仰卧位屈髋、屈膝、挺腹运动）：仰卧位，上肢放于体侧，双下肢屈髋屈膝，足平踏于床面，伸髋使臀部抬离床面，维持该姿势并酌情持续 5～10 秒。

2. 恢复早期

脑卒中恢复早期（亚急性期）是指发病后 3～4 周，相当于 Brunnstrom 分期 Ⅱ～Ⅲ 阶段。患者从患侧肢体弱的屈肌与伸肌共同运动到痉挛明显，患者能主动活动患肢，但肌肉活动均为共同运动。此期运动康复的目标除前述的预防常见并发症以外，应抑制肌痉挛，促进分离运动恢复，加强患侧肢体的主动活动并与日常活动相结合，注意减轻偏瘫肢体肌痉挛的程度和避免加强异常运动模式（上肢屈肌痉挛模式和下肢伸肌痉挛模式）。

（1）床上与床边活动：① 上肢上举运动：当偏瘫侧上肢不能独立完成动作时，仍采用前述双侧同时运动的方法，只是偏瘫侧上肢主动参与的程度增大。② 床边坐与床边站：在侧卧的基础上，逐步转为床边坐（双脚不能悬空）开始练习该动作时，应在治疗师的帮助指导下完成；床边站时，治疗师应站在患者的偏瘫侧，并给予其偏瘫膝一定帮助防止膝软或膝过伸，要求在坐站转移过程中双侧下肢应同时负重防止重心偏向一侧。③ 双下肢交替屈伸运动，休息时应避免足底的刺激，防止跟腱挛缩与足下垂。④ 桥式运动：基本动作要领同前，可酌情延长伸髋挺腹的时间，患侧下肢单独完成可增加难度。

（2）坐位活动：① 坐位平衡训练：通过重心（左右、前后）转移进行坐位运动控制能力训练，开始训练时应有治疗师在偏瘫侧给予帮助指导，酌情逐步减少支持，并过渡到日常生活活动。② 患侧上肢负重：偏瘫侧上肢于体侧伸肘、腕背伸 90°伸指重心稍偏向患侧。可用健手帮助维持伸肘姿势。③ 上肢功能活动：双侧上肢或偏瘫侧上肢肩肘关节功能活动（包括肩胛骨前伸运动），双手中线活动并与日常生活活动相结合。④ 下肢功能活动：双侧下肢或偏瘫侧下肢髋、膝关节功能活动，双足交替或患足踝泵运动。

（3）站立活动：① 站立平衡训练：通过重心转移，进行站立位下肢和躯干运动控制能力训练，开始应有治疗师在偏瘫侧给予髋、膝部的支持，酌情逐步减少支持，注意在站立起始位双下肢应同时负重。② 偏瘫侧下肢负重（单腿负重）：健腿屈髋屈膝足踏在矮凳上，偏瘫腿伸直负重，其髋膝部从有支持逐步过渡到无支持。③ 上下阶运动：患者面对台阶，健手放在台阶的扶手上，健足踏在台阶下，偏瘫足踏在台阶上，将健腿上一台阶，使健足与偏瘫足在同一台阶上,站稳后再将健腿下一台阶回到起始位,根据患者的体力和患侧股四头肌力量等情况,酌情增加运动次数和时间。

（4）减重步行训练:在偏瘫侧下肢不能适应单腿支撑的前提下可以进行减重步行训练。训练通过支持部分体重使得下肢负重减轻,又使患侧下肢尽早负重,为双下肢提供对称的重量转移,重复进行完整的步行周期训练,同时增加训练的安全性。

（5）平行杠内行走:在偏瘫侧下肢能够适应单腿支撑的前提下可以进行平行杠内行走。为避免偏瘫侧伸髋不充分、膝过伸或膝软,治疗师应在偏瘫侧给予帮助指导。如果患侧踝背屈不充分,可穿戴踝足矫形器,预防可能出现的偏瘫步态。

（6）室内行走与户外活动:在患者能较平稳地进行双侧下肢交替运动的情况下,可先行室内步行训练,必要时可加用手杖,以增加行走时的稳定性。上下楼梯训练的原则是上楼梯时偏瘫腿先上,下楼梯时偏瘫腿先下,治疗师可在偏瘫侧给予适当的帮助指导。在患者体力和患侧下肢运动控制能力较好的情况下,可行户外活动,注意开始时应有治疗师陪同。

3. 恢复中期

脑卒中恢复中期一般是指发病后的 4～12 周,相当于 Brunstrom 分期Ⅲ～Ⅳ阶段,此阶段患者从患肢肌肉痉挛明显,能主动活动患肢,但肌肉活动均为共同运动,到肌肉痉挛减轻,开始出现选择性肌肉活动。恢复中期运动康复的目标是加强协调性和选择随意运动,并结合日常生活活动进行上肢和下肢实用功能的强化训练,同时注意抑制异常的肌张力。脑卒中患者运动功能训练的重点应放在正常运动模式和运动控制能力的恢复上。

（1）上肢和手的治疗性活动:偏瘫侧上肢和手功能的恢复较偏瘫侧下肢相对滞后,这可能与脑损害的部位及上肢功能相对较精细、复杂有关。上肢和手是人体进行功能活动必需的功能结构,尽管健侧上肢和手在一定程度上可起到代偿作用,但是,偏瘫侧上肢和手的功能缺失或屈曲挛缩仍然对患者的日常生活活动有相当大的影响。因此,在康复治疗时,应当重视患侧手臂的功能训练。在日常生活活动中,不能忽略偏瘫侧上肢和手,酌情选用强制性运动疗法,以提高偏瘫侧上肢和手的实用功能。在进行偏瘫侧上肢功能性活动之前,必须先降低该肢体的屈肌张力,常用的方法为反时性抑制模式:患者仰卧,被动使其肩关节稍外展,伸肘,前臂旋后,腕背伸,伸指并拇指外展。该法通过缓慢、持续牵伸屈肌,可以明显降低上肢屈肌的张力,但效果持续时间短。为了保持上肢良好的屈肌张力,可重复使用该方法。另外,主动或被动地进行肩胛骨的前伸运动也可达到降低上肢屈肌张力的目的。患手远端指间关节的被动后伸、患手部的冰疗、前臂伸肌的功能性电刺激或肌电生物反馈均有助于缓解该肢体的高屈肌张力,改善手的主动活动,尤其是伸腕和伸指活动。值得注意的是,此时的肢体推拿应为上肢的伸肌(肱三头肌和前臂伸肌),否则将加强上肢屈肌张力。在进行上述的功能性活动时,可逐步增加上肢和手的运动控制能力训练(如某一肢位的维持等)和协调性训练,为以后的日常生活活动创造条件。在进行上肢和手的运动控制能力训练时,为了防止共同运动或异常运动模式的出现治疗师可用手给予一定的帮助,以引导其正确的运动方向。在进行偏瘫侧上肢和手的治疗性活动时,尤其是在运动控制能力的训练中,尤要重视(由近到远,由粗到细)的恢复规律,近端关节的主动控制能力直接影响到该肢体远端关节的功能恢复(如手功能的改善与恢复)。

(2)下肢的治疗性活动:当偏瘫侧下肢肌张力增高和主动运动控制能力差时,常先抑制异常的肌张力,再进行有关的功能性活动(以主动活动为主,必要时可给予适当的帮助)。降低下肢肌张力的方法:腰椎旋转动作同骨盆旋转;偏瘫侧躯干肌肉的持续牵伸,通过患髋及骨盆内旋牵拉该侧腰背肌;跟腱持续牵拉可在屈膝位或伸膝位进行被动踝背屈。下肢的运动控制能力训练可在屈髋屈膝位、屈髋伸膝位、伸髋屈膝位进行。偏瘫侧下肢主要关节的主动运动控制活动,可以加用前述的指压第1和第2跖骨间的肌肉,以促进踝背屈功能的恢复;患足的跟部在健腿的膝、胫前、内踝上进行有节律的、协调的、随意的选择性运动(称跟膝胫踝运动)。该运动是下肢运动控制能力训练的重要内容,同时可作为评定训练效果的客观依据。由于下肢肌张力增高主要为伸肌(与上肢相反)。因此,在使用推拿、针灸等方法治疗时,应以促进下肢的屈肌功能恢复为主(如胫前肌)。在运动控制训练中,主要练习不同屈膝位的主动伸膝运动、主动屈膝运动和踝背屈活动,可加用指压第1和第2跖骨间的肌肉。下肢的功能除负重以外,更重要的是行走,人们通过行走可以更好地参与日常生活、家庭生活和社区生活,以实现其自身的价值。如果患者的踝背屈无力或足内翻明显,影响其行走,可用弹性绷带或踝足矫形器(AFO)使其患足至踝背屈位,以利于行走,休息时可将其去除。对于老年体弱者,可根据其具体情况,选用相应的手杖或步行架。如果患者脑损害严重,同时合并其他功能障碍(如认知功能障碍等)影响了肢体运动功能恢复,而无法行走时,可使用轮椅,以减轻其残障的程度,在患者出院前,治疗师应教会患者及其家属轮椅的使用和如何进行床椅转移。

4. 恢复后期

脑卒中恢复后期一般是指发病后的4~6个月,相当于Brunnstrom分期Ⅴ~Ⅵ阶段,此阶段患者大多数肌肉活动为选择性的,能自主活动,不受肢体共同运动影响,到肢体肌肉痉挛消失,肌肉活动为选择性的,分离运动平稳,协调性良好但速度较慢。此期运动康复的目标是抑制痉挛,纠正异常运动模式,改善运动能力,促进精细运动,提高运动速度和实用性步行能力,掌握日常生活活动技能,提高生存质量。

(1)上肢和手的功能训练:综合应用神经肌肉促进技术,抑制共同运动促进分离运动提高运动速度,促进手的精细运动。

(2)下肢功能训练:抑制痉挛,促进下肢运动的协调性,增加步态训练的难度,提高实用性步行能力。

5. 后遗症期

脑卒中后遗症期是指脑损害导致的功能障碍经过各种治疗,受损的功能在相当长的时间内不会有明显的改善,此时为进入后遗症期,临床上有的在发病后6~12个月,但多在发病后1~2年。此期的运动康复治疗应加强残存和已有功能的恢复,即代偿性功能训练,包括矫形器、步行架和轮椅等的应用,以及环境改造和必要的职业技能训练以适应日常生活的需要。同时,注意防止异常肌张力和挛缩的进一步加重。避免废用综合征、骨质疏松和其他并发症的发生,帮助患者下床活动和进行适当的户外活动,注意多与患者交流和必要的心理疏导,激发其主动参与的意识,发挥家庭和社会的作用。

六、脑卒中患者运动康复中存在的问题及处理

1. 运动康复中危险因素管理:进行体重、血脂、血压、血糖和心率的控制。BMI 控制在 18.5～23.9 最佳,但考虑到患者整体活动量无法避免的减退,将 BMI 上限控制于不大于 28 亦可,超过者应当在 6～12 个月内减重 5%～10%。推荐使用他汀类或联合其他调脂药物降脂治疗,胆固醇目标值为 LDL-C<100 mg/dL(2.6 mmol/L),而伴有多种危险因素的极高危患者目标值为 LDL-C<70 mg/dL(1.8 mmol/L),或较基础值下降≥50%;极高危患者 LDL-C 基线在目标值以内者,LDL-C 仍应降低 30%左右。血压目标在 130～140/80～90 mmHg 是合理和安全的。对于血糖出现升高的患者,血糖控制目标为糖化血红蛋白≤7%。静息心率过快是心血管疾病的独立危险因子,应控制静息心率,目标为 60 次/分。

2. 肌痉挛与关节挛缩:大多数脑卒中患者在运动功能恢复的过程中都会出现不同程度的骨骼肌张力增高,表现为患侧上肢屈肌张力增高和下肢伸肌张力增高,常用的治疗方法有神经肌肉促进技术中的抗痉挛方法,正确的体位摆放(包括卧位和坐位)和紧张性反射的利用,口服肌松药物,局部注射肉毒毒素等。挛缩是脑卒中患者长时间骨骼肌张力增高,受累关节不活动或活动范围小所导致的关节周围软组织短缩、弹性降低,表现为关节僵硬,常用的治疗方法有抗痉挛体位和手法的应用及被动活动与主动参与(患肢负重)矫形支具的应用,必要时可手术治疗。

3. 肩部问题:脑卒中患者在发病 1～3 个月,有 70%左右会发生肩痛及功能障碍,肩部问题会限制患侧上肢功能活动和功能的改善,常见的有肩手综合征、肩关节半脱位和肩部软组织伤(如肩袖损伤、滑囊炎、腱鞘炎)等。肩手综合征表现为肩痛、肩部运动障碍、手肿痛后期出现手部肌萎缩、手指关节挛缩畸形,常用的治疗方法有患侧上肢腕关节背屈,鼓励主动活动,活动受限或无主动活动时加用被动活动、向心性气压治疗或线缠绕加压治疗、手部冷疗、类固醇制剂局部注射治疗等。肩关节半脱位表现为肩部运动受限,局部有肌萎缩,肩峰与肱骨头之间可触及明显凹陷,常用的治疗方法有纠正肩胛骨的后缩,刺激三角肌和冈上肌的主动收缩(如关节挤压、局部拍打或冰刺激、电针治疗等),Bobath 肩托有利于患侧肩关节的主被动活动,预防肩部损伤。肩部软组织损伤表现为肩部主动或被动活动时肩痛,后期可有局部肌萎缩,治疗上应在肱骨外旋位做肩部活动,可加用局部理疗、中药外用和口服非甾体消炎镇痛药物等。

4. 关注药物不良反应对运动康复的影响:

(1) 如服用降压药物如硝酸酯类和 CCB 类,应避免让患者突然改变体位,避免环境温度过高。

(2) 他汀类药物引起的肌痛或乏力等症状,可能与该类药物致骨骼肌细胞内线粒体受损和能量供应不足有关,由此引发的骨骼肌纤维损害常常早于患者的肌痛症状或肌酶水平升高,应加以鉴别。

(3) 使用利尿剂应预防电解质紊乱诱发心律失常。

(4) 服用抗血小板药物或抗凝药物会增加出血风险,运动康复治疗时应防止因碰撞

而出现损伤出血。

（5）抗心绞痛药物（β受体阻滞剂、非二氢吡啶类CCB和硝酸酯类）的服用时间和剂量应于运动前评定。

第四节　认知功能障碍的康复干预策略

血管性认知障碍（VCI）是脑卒中最常见的并发症。VCI是指由血管因素导致的认知损害。我国一篇以社区人群为基础的研究显示，脑卒中后认知功能障碍（PSCI）的发病率高达80.97%。PSCI是严重影响患者生活质量及生存时间的重要因素之一，随着其相关研究结果的陆续发表，PSCI已成为当前国内外脑卒中研究和干预的热点。

PSCI是指脑卒中事件后6个月内出现的认知障碍，包括执行功能障碍、视觉记忆障碍、定向障碍及单侧忽略等。其临床表现异质性高，与患者的年龄、教育、遗传背景、病灶大小、部位及阿尔茨海默病（AD）共病等因素相关，可分为以下五种类型：多发梗死型、关键部位梗死型、脑小动脉闭塞型（脑小血管病）、脑出血型、混合型。

PSCI包括非痴呆（PSCIND）至痴呆（PSD）的不同严重程度的认知障碍。目前国内外越来越关注和识别认知障碍程度尚未达到痴呆程度的早期PSCIND，以便于更好地早期干预和改善预后。在脑卒中事件后，询问病史和体检过程中收集相关主诉，发现存在显著认知、感知或日常生活能力下降的患者，及时识别PSCI高危人群。具体的筛查流程见图3-1。

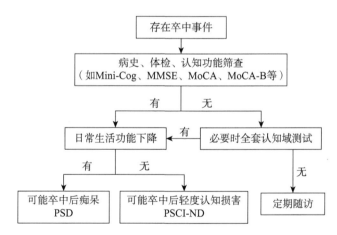

图3-1　认知功能筛查流程图

注：Mini-Cog：简易认知功能评估量表；MMSE：简易精神状态检查表；MoCA：蒙特利尔认知评估量表；MoCA-B：蒙特利尔认知评估量表基础版

一、PSCI 的评估

PSCI 主要包括：失认症、失用症、偏侧忽略症、体象障碍、注意障碍、记忆障碍、执行功能障碍及定向障碍等。其中执行功能包括评估启动、抑制、转移、洞察力、计划、判断、解决问题、抽象推理和社会认知等。

1. 认知评估量表

（1）3～5 min 评估

① 记忆障碍自评量表（Alzheimer's disease－8，AD8）是识别早期痴呆的一项简单敏感的筛查工具，评分≥2 被认为存在认知功能障碍。

② 简易认知评估量表（Mini－Cog）是极简短的认知筛查工具，满分 5 分，≤3 分被认为有认知功能受损。

③ 记忆神经病协会和加拿大卒中 5 min 测验（NINDS－CSN 5－minute protocol）分别为 12 分制和 30 分制，研究显示该认知功能检查方法可鉴别被试者有无卒中史。

（2）5～20 min 评估

① MMSE 是国内外应用最广泛的认知功能筛查量表。该评估量表已标准化，简单易行，便于大型筛查，对左侧大脑半球脑卒中（记忆和语言）敏感，对认知功能障碍诊断的敏感度和特异度较高，但缺乏执行功能的评估，对皮质下型认知功能障碍（脑小血管病导致）敏感性较差。

② MoCA：测试内容简短，方便易行，具体可参考图 3－2。作为 PSCI 确诊的金标准，MoCA 预测 PSCI 的敏感性为 91.4%，特异性为 75.8%，可用于急性期脑卒中患者的认知评估。

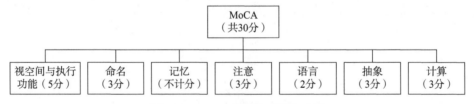

图 3－2 MoCA 的评估内容和分值

（3）20～60 min 评估

① NINDS－CSN 关于 VCI 的标准化神经心理全套测验：目前国际上最常用的认知估量表，包括动物流畅性测验、受控口头词语联想测验（音韵流畅性）、数字符号转化测验、简单与复杂反应时测验、连线测验、Hopkins 听觉词语学习测验修订版（Hopkins verbal learning test-revised，HVLT－R）、Rey-Osterrieth 复杂图形测验、波士顿命名测验（Boston naming test，BNT）、神经精神问卷（neuropsychiatric inventory-questionnaire，NPI－Q）、流调中心抑郁量表（center for epidemiologic studies depression scale，CES－D）和 MMSE。

② LOTCA 认知功能成套测验（Loeweistein occupational therapy cognitive assessment，LOTCA）：见图 3－3，最先用于脑损伤后患者认知能力的评定，后扩展应用到具有认知障碍的脑性疾病患者的认知功能的评定。与其他方法相比，该方法效果肯定、项目简化、费时少，检查时间可从约 2 h 缩短到 30 min，且信度和效度检验良好。

表 3 - 4　LOTCA 认知功能成套测验

测验：　　　　　　　　　　　　　　　　分值：

项目	项目类别
定向	1. 地点 2. 时间
知觉	3. 物体识别 4. 形状鉴别 5. 辨认重叠图形 6. 辨认重要特征不明显的物体 7. 空间知觉 8. 运用
视运动组织	9. 复绘几何图形 10. 复绘二维模型 11. 插板拼图 12. 有色木板图设计 13. 无色木板图设计 14. 拼图 15. 绘钟
思维运作	16. 范畴测验 17. Riska 无组织的物品分类 18. Riska 有组织的物品分类 19. 图片排列 A 20. 图片排列 B 21. 几何推理

2. 单项认知功能

（1）单侧忽略（unilateral neglect）

① Albert 试验：最敏感的试验，在纸上散布一些无规律的短线条，让患者用笔与线条正交删去，尽可能无遗漏地划去所有线条，最后分析遗漏的线段数。

② Schenkenberg 等分线段测验：在纸上准备长短不一、位置偏左、偏右或居中的水平线若干，让患者用笔在每根线上的中点做等分记号，如单侧漏切 2 根以上，或中点偏移距离超出全线长度 10%，则测验结果为阳性。

（2）左右失定向

检查者叫出左侧或右侧身体其一部分的名称，嘱患者按要求举起相应的部分。或由检查者指点患者的某一侧手，让患者回答这是他的左手还是右手，回答不正确者即为阳性。

（3）手指失认

检测前让患者弄清各手指的名称，然后检查者分别说出左侧或右侧的食指、小指等手指的名字，让患者举起他相应的手指，或让他指出检查者相应的手指。回答不正确者为阳性。

（4）失写

让患者写下检查者口述的短句，不能写者为失写阳性。

（5）失算

患者无论是心算还是笔算均会出现障碍。重症患者不能完成一位数字的加、减、乘、除，轻症者不能作出两位数字的加、减；简单的心算可从 65 开始，每次加 7，直到 100 为止，不能算者为失算阳性。

（6）意义性失用

临床上常用以下 3 种日常活动进行逻辑试验，评估患者意义性失用是否阳性：

① 给患者茶叶、茶壶、暖水瓶（盛温水以免烫伤）和茶杯，让患者泡茶。如果患者活动的逻辑顺序混乱，则为阳性。

② 把牙膏、牙刷放在桌上，让患者打开牙膏盖，拿起牙刷，将牙膏挤在牙刷上，然后去刷牙。如果患者动作的顺序错乱，为阳性。

③ 将信纸、信封、邮票、浆糊放在桌子上，让患者将信纸放入信封，粘上浆糊贴上邮票。若患者动作的顺序错乱，为阳性。

（7）运动性失用

常用 Goodglass 失用试验评定，分别检查下面四个方面的动作：颊面吹火柴、用吸管吸饮料；上肢刷牙、锤钉子；下肢踢球；全身作拳击姿势、操正步走。

评定标准：即使不用实物也能按命令完成为正常；只有在给予实物的情况下才能完成大多数动作，则为阳性；即使给予实物也不能按命令完成指定的动作，则判定为严重损伤。

（8）意念运动性失用

① 模仿运动：检查者向患者示范一种动作，如举起手，伸食指、无名指和小指，将中指和拇指对掌；或伸中指、无名指、小指，将食指和拇指对掌。让患者模仿，凡不能完成者为阳性。

② 按口头命令动作：让患者执行检查者口头动作指令，不能执行者为阳性。

③ 不同部位的意念运动性失用：可用上述的 Goodglass 失用试验。

（9）言语失用症

指通过复述自动语序、观察行为等，对无明显唇舌瘫痪、声带麻痹，但不能有目的地、随意地发声及发音，或发音费力、笨拙、语音歪曲的患者，评定其是否存在言语失用症及其严重程度。

（10）结构性失用

Benton 三维结构测验：让患者按模型模仿砌积木块；画空心十字；用火柴棒拼图试验。

（11）记忆功能

① 韦氏记忆量表（WMS）：用于 7 岁以上儿童及成人。测试包括 10 项，A～C 测长时记忆，D～I 测短时记忆，J 测瞬时记忆，有助于鉴别器质性和功能性记忆障碍。

② 临床记忆测验（CMS）：由许淑莲等编制的成套记忆量表，用于成人（20～90 岁），该量表各分测验都是检查持续数分钟的一次性记忆或学习能力。

③ Rivermead 行为记忆测验第三版（RBMT-Ⅲ）：该量表用于检查与日常生活活动相关的记忆能力，用于成人（16～89 岁）。测试包括记忆和回忆人名、照片、技能学习、事件、动作顺序、地点、故事及约会等。

（12）注意力

① 视跟踪和辨别：包括视跟踪、形状辨别和删字母（见图 3-3）。删字母操作说明：给患者一支铅笔，让他以最快速度准确地删去下面字母列中的 C 和 E。要注意实际评定时，图表中的字母应为正常大小的规格，每列约需删去 18 个字母，100 s 内删错多于一个为注意有缺陷。

```
BEIFHEHFEGICHEICBDACBFBEDACDAFCIHCFEBAFEACFCHBDCFGHE
CAHEFACDCFEHBFCADEHAEIEGDEGHBCAGCIEHCIEFHICDBCGFDEBA
EBCAFCBEHFAEFEGCHGDEHBAEGDACHEBAEDGCDAFCBIFEADCBEAC
GCDGACHEFBCAFEABFCHDEFCGACBEDCFAHEHEFDICHBIEBCAHCHEF
BACBCGBIEHACAFCICABEGFBEFAEABGCGFACDBEBCHFEADHCAIEFEG
EDHBCADGEADFEBEIGACGEDACHGEDCABAEFBCHDACGBEHCDFEHAIE
```

图 3-3 供删除实验用的字母列

② 数或词的辨别：包括听认字母、重复数字、听跟和声辨认（声认识和在杂音背景中辨认词）。

（13）执行功能

包括行为观察、标准化测验、额叶功能评定和执行功能表现测试。其中额叶功能评定具体内容见表 3-5。

表 3-5 额叶功能评定表（FAB）

检查项目	操作方法	评分标准
类似性 （概念化）	下面两个或三个物体的类似性： A. 香蕉和橘子 B. 桌子和椅子 C. 郁金香、玫瑰和月季	3 题正确 3 分 2 题正确 2 分 1 题正确 1 分 没有正确 0 分
词汇流畅性 （心理灵活性）	尽可能多地说出以"一"（yi）字或"大"字开头的词（60 s）	多于 9 个 3 分 6～9 个 2 分 3～5 个 1 分 3 个以下 0 分
运动序列测试 （程序性控制）	检查者坐在患者前面，说"仔细看我如何做"，用左手做 3 次"拳—刀—掌"动作；"现在用你的右手先跟我做同样序列动作，然后再自己做"，3 次同时做后，让患者自己做	单独连续完成 6 次 3 分 单独连续完成 3～5 次 2 分 患者自己做失败，同时做时 3 次正确 1 分 同时做也无法达到 3 次正确 0 分
不一致性指令 （对干扰的敏感性）	我拍 1 下你就拍 2 下，试行 3 次，即 1—1—1，我拍 2 下你就拍 1 下，试行 2—2—2，我们正式开始：1—1—2—1—2—2—2—1—1—2	全正确 3 分 1～2 个错误 2 分 3 个以上错误 1 分 连续像检查者一样拍起码 4 次 0 分
Go - No Go 试验 （抑制性控制）	当我拍 1 下时你拍 1 下，试行 1—1—1，当我拍 2 下时你不用拍，试行 2—2—2，我们正式开始：1—1—2—1—2—2—2—1—1—2。	全正确 3 分 1～2 个错误 2 分 3 个以上错误 1 分 连续像检查者一样拍起码 4 次 0 分

续表

检查项目	操作方法	评分标准
抓握行为 （环境自主性）	坐在患者前，使其双手掌向上放在膝盖上，检查者不说任何话或看着患者，把双手触摸患者手掌，观察患者是否自动抓握，如果有则重新试一次，说"现在请别抓我的手"。	患者没有抓手 3 分 患者迟疑并问该怎么做 2 分 患者毫不犹豫抓握 1 分 在第二次不让抓握时再次抓握 0 分

3. 其他相关评估

（1）日常生活活动能力量表（ADL）。

（2）神经精神症状问卷（NPI）。

（3）汉密顿抑郁量表（HAMD）。

（4）语言功能及交流能力常用的评估方法：波士顿命名测验（Boston naming test，BNT）、词语流畅性测验（verbal fluency test，VFT）、简版 Token 测验、100 个单词的听理解测验、句子的听觉理解测验、短文和文章的听觉理解测验、文字的阅读理解测验、100 个单词命名测验、动作命名检查及句子描述测验、波士顿诊断性失语症测验（Boston diagnostic aphasia，BDAE）、西方失语症成套测验（western aphasia battery，WAB）、北京医科大学附属一院神经心理研究室的汉语失语成套测验（aphasia battery of Chinese，ABC）、北京医院汉语失语症检查法及中国康复研究中心汉语标准失语症检查（China Rehabilitation Research Center aphasia examination，CRRCAE）等。

（5）交流沟通能力评估：日常生活交流能力检查（communicative abilities in daily living test，CADL）、功能交流概貌测定（functional communication profile，FCP）及 Porch 交流能力指数（Porch index of communicative ability，PICA）等。

二、PSCI 诊断

1. PSD 的诊断：必须建立在基于基线的认知功能减退上，≥1 个认知域受损，严重程度影响到日常生活能力。痴呆诊断必须依据认知测验，至少评估 4 项认知域执行功能/注意力、记忆、语言能力、视空间能力。日常生活能力下降应独立于继发血管事件的运动/感觉功能障碍。

2. PSCIND 的诊断：PSCIND 的分类必须依据认知测验，至少应评估 4 个认知域——执行功能、注意力、记忆、语言能力、视空间能力。诊断必须依据基于基线的认知功能减退的假设和至少 1 个认知域缺损，日常生活能力可正常或轻度障碍，但应独立于运动/感觉症状。

三、PSCI 的综合干预

对于 PSCI 提倡及早筛查发现，及时综合干预。综合干预包括了对已知危险因素的干预和预防、药物治疗和康复治疗。危险因素主要是指高血压、高血脂和糖尿病等，积极控制危险因素可减轻认知功能下降。关于药物治疗的选择推荐如下：胆碱酯酶抑制剂多奈哌齐、加兰他敏可用于卒中后认知障碍的治疗，改善患者的认知功能和日常生活能力；美金刚的安全性和耐受性好,但认知及总体改善不显著;卡巴拉汀作用尚需进一步证实;尼麦角林、尼莫地平、丁苯酞对改善卒中后认知障碍可能有效;双氢麦角毒碱、胞磷胆碱、脑活素以及某些中成药对卒中后认知障碍的疗效不确切。

认知障碍的康复治疗十分重要,康复训练的目的是尽可能维持目前的认知状态,恢复或者部分恢复受损的认知功能,从而延缓疾病的临床进展,提高患者的生活质量。

1. 常规认知功能康复训练

（1）记忆力训练:以陪患者一起看老照片、回忆往事、鼓励讲述自己的故事等方式,帮助其维持远期记忆;引导患者将图片、词组或者实物进行归类和回忆;采取记数字,询问日期,重述电话号码,回忆之前出示的钢笔、眼镜、钥匙等物品名称等方法,提高其瞬间记忆能力;通过出示数种日常用品如钢笔、眼镜、钥匙等,5 min 后让患者回忆之前所出示的物品名称,或引导患者记忆一段信息,按一定间隔复述信息,反复进行并逐渐延长间隔时间等方式,训练其延迟记忆能力。

（2）定向力训练:建议将定向力训练融入日常生活中,选择患者与之有感情的、患者感兴趣的时间、地点、人物的常识性记忆进行训练和强化。

（3）语言交流能力训练:提倡以患者能够接受的方式进行交谈和互动,帮助维持其口语和交流能力,在此过程中注重鼓励与表扬,遵循从易到难的原则。可利用图卡命名和看图说话等方式锻炼表达能力;通过抄写听写、看图写字、写日记等锻炼书写能力;也可以通过朗读和歌唱激活其大脑相应功能。

（4）视空间与执行能力训练:参考日常生活活动能力量表,结合生活技能相关的条目进行针对性的训练,如穿衣、如厕、洗浴、识别钱币、接打电话、开关电视。也可以练习更复杂的项目,如使用洗衣机、银行取钱等。

（5）计算能力训练:根据病情选择难易程度,循序渐进原则,引导患者做一些与日常生活相关的简单的计算。

（6）思维推理能力训练:给予患者各种简单且相似的物体,让患者进行归纳分类。

（7）执行功能训练:让患者对动物、水果和鸟类等不同范畴的词汇进行快速分类提取训练;将动物、植物、食品等物品或卡片按用途或相关性进行归纳和分类训练;可用按颜色（蓝、黑、白）、形状（圆、方、三角）和尺寸（大、中、小）对成套卡片进行不同属性的分类和判断训练;也可利用双手进行运动执行训练,如握拳、切、拍等连续变换动作训练,或先右手握拳左手伸展再右手伸展左手握拳等交替动作训练。

（8）知觉性运动训练:临摹或重新摆放二维拼图或三维积木等,重新布置家具玩具等,辨认重叠图形,描述图片中两物品之间的位置关系。

2. 丰富康复训练

丰富康复训练的外界环境,通过增加外部环境的多样性、新颖性和复杂性,诱导感官、认知和运动刺激。丰富康复训练基于常规认知功能训练,主要通过超市购物、课堂听课、牌类游戏和乘坐地铁等模拟或现实场景的完成,刺激患者的视觉、听觉、触觉和运动觉等感觉。

3. 认知刺激疗法（cognitive stimulation therapy,CST）

以小组形式开展的一些带有娱乐性质的非特异性认知活动,包括讨论时事、词语联想、自然娱乐、使用物品等多个主题,以刺激认知功能。包括复合性注意训练、执行功能训练、知觉性运动训练、语言训练、社会认知训练等。

4. 失用症的康复治疗

给予触觉、本体觉等刺激,治疗师通过动作指导患者,出现错误动作及时纠正。治疗过程中应减少指令性语言、多使用提示性语言,可选择日常生活中由一系列分解动作组成的完整动作来进行训练,如泡茶后喝茶、洗菜后切菜、摆放餐具后吃饭等。由于患者的次序逻辑非常混乱,治疗者除将分解的动作一个一个地进行训练以外,还要对一个步骤后的下一个步骤给予提醒;或用手帮助患者进行下一个运动,直至有改善或基本正常为止,如已知患者的整体技能已不可能改善,可集中改善其中的单项技能。

另外,有氧运动训练、无创性脑刺激技术、音乐治疗、高压氧治疗、虚拟现实训练、体感游戏、针灸、中药、太极、八段锦、强化睡眠及冥想等治疗方式均可起到积极的预防作用和不同程度地改善 PSCI 症状。临床上需根据患者的不同情况采取不同方式的联合治疗,以期获取最优的康复疗效。对于一些重度痴呆患者,因其认知功能受损严重、生活不能自理,无法对其进行认知功能训练,在制定实施方案时要重点对照顾者进行培训,重点指导其进行营养支持及帮助患者预防并发症,以提高患者出院回家的适应能力,减轻照顾者负担。

第五节　卒中患者吞咽障碍的评估和管理

吞咽困难指吞咽过程的异常,是将食物从口内转移至胃内过程的功能障碍。吞咽困难是卒中患者常见的并发症,卒中后吞咽障碍的发生率为 37%～78%。吞咽困难可引起肺部感染、窒息以及其他多种并发症,包括营养障碍、脱水、体重减轻以及生活质量下降、住院时间延长等。吞咽困难患者误吸发生率超过 40%。部分患者吞咽困难的症状可在卒中后 1 个月内恢复。对卒中患者实施吞咽营养管理,可保证患者安全地摄入足量食物和液体,保证营养供给,减少营养不良、脱水、电解质紊乱、肺部感染和窒息的发生,降低患者死亡率和不良预后。

一、吞咽障碍的筛查与评估

(一)症状评估

不能单纯依靠患者的症状来诊断吞咽障碍,病情较轻者可以无明显症状或仅表现为反复出现肺部感染。按照发生时期,可将卒中后吞咽障碍常见的临床症状和体征分为:

1. 口期吞咽障碍的表现:分次吞咽,仰头吞咽,流涎,进食时物从口角漏出,口腔控制食物、液体和唾液的能力降低。

2. 咽期吞咽障碍的表现:饮水呛咳、进食呛咳、吞咽后喘息或憋喘、吞咽后的清嗓动作、唾液在口咽部聚集、低头吞咽、无效吞咽、重复吞咽、发声困难、自主咳嗽异常、咽下困难、吞咽后声音改变等。

3. 口期及咽期障碍均可出现的表现:进餐时间延长、一口量减小、吞咽延迟、构音障碍、吞咽启动不能等。

4. 其他表现：卒中后出现发热、咳嗽咳痰或咳嗽咳痰较前增多；反复发生肺炎；不明原因的体重减轻、皮肤损害或压力性损伤、意识模糊等；营养不良、脱水。

（二）吞咽障碍的筛查

筛查可以初步了解患者是否存在吞咽障碍以及障碍的程度，其主要目的是找出吞咽障碍的高危人群。目前，国际上关于吞咽障碍筛查方法尚没有公认的、统一的标准，通常筛查工具是由饮水试验和一些提示误吸的危险因素所构成。

1. 洼田饮水试验

洼田饮水试验由日本学者洼田俊夫提出，是床旁吞咽筛查中的经典方法，不仅用于吞咽功能的评估，还常用作吞咽康复治疗改善程度的评定。适用于神志清楚、能配合的患者。试验方法：让患者取坐位，如平常一样饮 30 mL 温开水，观察患者所用饮水时间及饮水过程中有无呛咳。能顺利地在 5 s 内一次性将水咽下且无呛咳者为 1 级；5 s 内分 2 次及以上咽下且不呛咳者为 2 级；5 s 以上一次性咽下，但有呛咳者为 3 级；5 s 以上分 2 次及以上咽下且有呛咳者为 4 级；频繁呛咳，10 s 内不能全部咽下者为 5 级。该试验操作简单，吞咽功能分级明确清楚，能发现口腔期的吞咽异常问题；但对无症状的隐性误吸检出率低，试验结果与影像学检查结果存在一定程度的不一致。可联合脉搏血氧饱和度监测以提高该试验的安全性。

2. 反复唾液吞咽测试

反复唾液吞咽测试是由日本的才藤荣一于 1996 年提出，是观察受试者随意性吞咽反射的一种简单方法，用于评估受试者反复吞咽的能力，是一种较为安全的筛查检查。评估步骤为：受试者取坐位（卧床者取放松体位）；检查者将食指横置于受试者甲状软骨上缘，嘱其做吞咽动作。当确认其喉头随吞咽动作上举、越过食指后继之复位，即判定为完成一次吞咽反射。如受试者口干难以吞咽时，可在其舌面上滴入少许水，以利吞咽。嘱受试者尽快反复吞咽，并记录完成吞咽次数。老年患者在 30 s 内能达到 3 次吞咽可判定为正常。如受试者能顺利完成第 1 次吞咽动作，但随后的吞咽动作困难或者喉头尚未充分上举就已下降判定为吞咽障碍。

3. 其他筛查工具

如饮食评估问卷调查工具－10（EAT-10）、多伦多床边吞咽筛选试验（TOR-BSST）等。

（三）吞咽障碍的评估

吞咽障碍的评估应在筛查结果异常之后 24 h 内尽快进行，以明确吞咽障碍是否存在、吞咽障碍严重程度及病理生理改变，尤其是确定患者有无误吸的危险以及是否需要进一步仪器评估。吞咽障碍的评估包括"床旁评估"和"仪器评估"两个部分。

1. 床旁吞咽功能评估

为非侵入性的床边评估，通常床旁评估应该包括：吞咽障碍的相关主诉；全面口面检查；吞咽器官的感觉、运动、反射等的相关体格检查；试验性吞咽评估。目前常用的临床评估量表有：容积-黏度吞咽测试（V-VST）、Gugging 吞咽筛查等，操作相对简便，与影像学检查相比成本和技术要求相对较低，但易受患者主观因素的影响，不能直观地了解咽部功能,对静止性误吸的检出率也不高。

(1) Gugging 吞咽筛查:其包括第一步间接试验,条目有集中注意力、自主咳嗽、清嗓和吞咽口水等。第一步无异常才进入第二步直接试验。第二步直接试验先喂食 1/3～1/2 匙糊状食物,无误吸症状(吞咽延迟、自主咳嗽、流口水、声音改变)中任何一项时,可依次给予水 5、10、20、50 mL,在喝 50 mL 水时尽最快速度喝完。若无误吸,则最后给予患者适量固体食物,重复 5 次,观察有无误吸。评分结果为:0～9 分为严重吞咽障碍;10～14 分为中度吞咽障碍;15～19 分为轻度吞咽障碍;20 分为无吞咽障碍。

(2) 容积-黏度吞咽测试(V-VST):用于识别口腔期和咽期吞咽的安全性和有效性。患者选择摄取液体量最合适的容积和稠度,测试时选择的容积分为少量(5 mL)、中量(10 mL)、多量(20 mL),稠度分为低稠度(水样)、中稠度(糖浆状)、高稠度(布丁状),按照不同组合,完整测试共需 9 口进食,观察患者吞咽有效性(唇闭合、口腔和咽部残留和零碎的吞咽)和吞咽安全性(声音的变化、咳嗽及氧饱和度降低程度)。评估结果可用于指导患者进食一口量、选择合适黏稠度的食物。

2. 设备评估

(1) 电视 X 线透视吞咽功能检查(VFSS):VFSS 通过在 X 线透视条件下动态观察患者吞咽由钡剂包裹的不同黏稠度、不同容积的食团经过口腔、咽部、食管等不同部位时的情况,观察咽部收缩率、咽食管开放和持续时间、气道闭合持续时间和总咽道时间等,可直观地了解吞咽全过程和吞咽障碍部位、程度,在评估隐性误吸、环咽肌失弛缓等方面优势明显,是吞咽障碍评估的"金标准"。接受 VFSS 的患者须暴露在放射线辐射下,还存在对比剂过敏的风险,且操作复杂,无法在床旁评估、准确性受到评估者个人能力和临床经验等的影响,不易重复进行。

(2) 纤维内镜吞咽功能检查(FEES):FEES 是一种安全、可靠的吞咽障碍检查方法。患者端坐位,鼻腔黏膜局部麻醉后,纤维内镜经一侧鼻腔插入患者口咽部,对吞咽功能及舌、软腭、咽、喉的解剖结构进行检查。FEES 可直接观察食物是否进入气管并能发现卒中患者有无咽喉部结构的异常;检查仪器方便携带,可在床边检查,适合重症卒中患者。但该方法对吞咽过程判断以及环咽肌和食管功能的判定存在一定的缺陷。

(3) 表面肌电检测(SEMG):SEMG 是采集目标肌肉的肌电信号,对肌电活动进行记录,以判断神经肌肉是否有病变。当患者有吞咽障碍时,颏下肌群和舌骨下肌群的肌电活动的平均振幅增高,且增高程度与吞咽障碍程度正相关。

(四)定期再评估

应对患者进行定期再次评估,以便及时调整进食方法和治疗计划。与其他卒中后功能障碍一样,吞咽障碍可随着时间而逐渐恢复,许多吞咽障碍患者在病后 1 周内可恢复吞咽功能,大多数患者在病后 2 周内都会有所改善。因此对于吞咽障碍的患者应定期进行吞咽功能的再评估,并将记录观察结果作为常规护理计划的一部分。再评估可指导临床治疗,更改治疗计划;识别快速恢复吞咽功能的患者。具体评估方法可参考评估环节。对于那些持续存在吞咽障碍的患者,也应该定期评估,评估的频率可以根据个体的吞咽功能情况和食物摄取的情况确定。

二、吞咽障碍的管理

（一）直接训练

1. 食物的调整：食物的性状影响吞咽的过程，通过调节食物的性状，可以让部分吞咽障碍患者安全有效地进食。食物形态应根据吞咽障碍的过程及阶段，本着先易后难的原则来选择。应根据患者吞咽障碍的程度，选择易消化、密度均匀、黏度适当、不松散、通过咽部易变形不易残留的食物，如糊状食物。

（1）液体稠度的调整：流质类食物易引起误吸，应在流质食物中添加凝固粉，配制成糊状食物，这样不仅能够保证水分的摄入，满足营养需求，且糊状食物能够刺激口腔内触、压觉，使食物更易于吞咽，从而防止误吸的发生。根据吞咽造影检查结果，针对单纯饮水呛咳的患者，可以加凝固粉（目前市面此类产品基本上分为改良淀粉和黄原胶两类，但商品名称不一），将液体（果汁、牛奶、茶、汤等）增稠，减少误吸和呛咳。

（2）食物质地调整：根据评估来选择食物质地，如软食、切碎的食物、爽滑的浓流质、稀流质。

（3）一口量的调整：调整每口进入口腔的食物，旨在利于口腔期食团形成、食团向咽腔推送以及顺利进入食道，推荐的进食一口量 5～20 mL 为宜，摄食一口量从少量（约 5 mL）开始，逐渐增加，循序渐进，根据患者进食、咀嚼、吞咽的速度调整进食的速度，吃完一口后，检查口腔、上颚无残余食物，才能吃第二口，防止呛咳、误咽。可根据容积-黏度测试判断患者进食的安全性和有效性、进食风险，帮助患者选择摄取液体量最合适的容积和稠度。

2. 食物的温度：理想食物温度为 40～60℃。太高会导致黏膜损伤，太低则易引起腹泻。

3. 进食器具：根据患者的口型选择长手柄、边缘厚钝、表浅、大小合适（5～10 mL）的勺子，勺子要能够轻松放入患者的口中。吞咽困难的患者不应使用吸管饮水，因为用吸管饮水需要较复杂的口腔肌肉功能，最易导致误吸。水杯建议用广口的杯子，准备的水量应超过水杯容量的一半。

4. 进食状态：减少干扰、降低噪声、增亮照明、床头放置警示牌等可改善进食体验。保证环境安静舒适，关闭电视机和视频等，减少周围人员走动和探视。进食前保证患者清醒、不疲劳、无痛苦，进食时精神放松、心情愉快、注意力集中。

5. 进食体位：进食的体位根据患者的病情而定，开始训练时应选择既有代偿作用又安全的体位，如选择坐位或半卧位（30°～45°），颈轻度向前屈曲，偏瘫侧肩部以枕垫起，喂食者位于患者健侧。此时进行训练，食物不易从口中漏出，有利于食团向舌根运送，还可以减少向鼻腔逆流及误吸的危险。颈部前屈是预防误咽的一种方法，仰卧时颈部易呈后屈位，使与吞咽活动有关的颈椎前部肌肉紧张、喉头上举困难，从而容易发生误吸。进食结束后继续保持原体位至少 30 min，防止食物反流。

6. 食物在口中位置：食物放在健侧舌后部或健侧颊部，随之用匙轻压舌部一下，引起吞咽反射，有利于食物的吞咽。

7. 口腔护理：进食前后做好口腔护理，去除痰液、口腔异物，减少感染的发生率。能自行漱口者餐后用温开水漱口 3～4 次。推荐采用冷热口腔刷洗法，此方法是通过对患者口腔肌群的冷、热刺激。在清洁口腔的同时,早期介入口腔运动,有效地促进舌肌、颊肌、咀嚼肌及咽喉部肌群的训练。

食物的选择:吞咽障碍食品指通过加工,包括但不限于粉碎或添加增稠剂、凝固剂等食品调整剂后制成的符合吞咽障碍人群经口进食要求的特殊食品。

(二)代偿性训练

代偿性训练是进行吞咽时采用的姿势与方法,通过改变食物通过的路径和采用特定的吞咽方法清除残留物,使吞咽变得安全。

1. 侧方吞咽:指导患者分别向左、右侧转头,进行侧方吞咽,可除去梨状隐窝部的残留食物。

2. 空吞咽与交替吞咽:每次进食吞咽后反复做几次空吞咽,使食团全部咽下,然后再进食。该方法可除去残留食物,防止误咽。也可每次进食吞咽后饮极少量的水(1～2 mL),这样既有利于刺激诱发吞咽反射,又能达到除去咽部残留食物的目的,该方法称为"交替吞咽"。

3. 用力吞咽:指导患者将舌用力向后移动,帮助食物推进通过口腔,以增大口腔吞咽压,减少食物残留。

4. 点头样吞咽:颈部尽量前屈形状似点头,同时做空吞咽动作,可去除会厌谷残留食物。

5. 低头吞咽:颈部尽量前屈形状似点头,使会厌谷的空间扩大,并让会厌向后移位,避免食物溢漏入喉前庭,更有利于保护气道,收窄气管入口,咽喉壁后移,使食物尽量离开气管入口处。

6. 间歇置管管饲:经口间歇置管管饲既是一种进食代偿手段,也是一种治疗吞咽障碍的方法,能够避免长期留置胃管所致的呃逆及反流。

(三)间接训练

1. 口唇运动。利用单音单字进行康复训练,如嘱患者张口发"a"音,并向两侧运动发"yi"音。然后发"wu"音,也可嘱患者缩唇然后发"f"音。其他练习方式如吹蜡烛、吹口哨动作也能促进唇的运动,加强唇的力量。

2. 颊肌、喉部运动。颊肌运动方法:指导患者轻张口后闭上,鼓起腮,使双颊部充满气体,随后呼气轻轻吐出;也可指导患者将手洗干净后,做吸吮手指动作,或模仿吸吮动作,借以收缩颊部及轮匝肌肉。建议每日2遍,每遍重复5次。喉上提训练方法:指导患者头前伸,使颌下肌伸展2～3 s,然后在颌下施加压力,嘱患者低头,抬高舌背,即舌向上吸抵硬腭或发辅音的发音训练,以达到改善喉入口的闭合能力,扩大咽部的空间,增加食管上括约肌开放的被动牵张力。

3. 舌部运动。指导患者将舌头向前伸出,然后做左右运动摆向口角,再用舌尖舔下唇后转舔上唇,按压硬腭部,重复运动20次。

4. 屏气-发声运动。患者坐在椅子上,双手支撑椅面做推压运动及屏气,此时胸廓固定、声门紧闭;然后,突然松手,声门大开、呼气发声。此运动不仅可以训练声门的闭锁功能、强化软腭的肌力,而且有助于除去残留在咽部的食物。

5. 冰刺激。用头端呈球状的不锈钢棒蘸冰水或用冰棉签棒接触腭咽弓为中心的刺激部位,左右相同部位交替刺激,然后嘱患者做空吞咽动作。冷刺激可以提高软腭和咽部的敏感度,改善参与吞咽过程的神经肌肉活动,增强吞咽反射,减少唾液腺的分泌。

6. 呼吸道保护手法。先吸气后在屏气时做吞咽动作,然后立即做咳嗽动作,也可在吸气后呼出少量气体,再做屏气和吞咽动作及吞咽后咳嗽。

7. 味觉刺激。将不同味道的食物放置于舌部相应味蕾敏感区域,可以增强外周感觉的传入,从而兴奋吞咽皮质,改善吞咽功能。

8. K 点刺激。K 点(K point)位于后磨牙三角的高度,腭舌弓和翼突下颌帆的位置。可选择专用的小勺、普通棉棒或手指等方法刺激该点。目的是促进张口和诱发吞咽反射,适用于上运动神经元损伤后张口困难的患者,对于认知障碍及理解力下降的患者也可用此方法。

(四) 喂食过程中的观察要点及紧急情况处理

脑卒中照护者必须做到认真喂食,进食期间注意观察患者进食过程中是否出现音质改变、呛咳、呼吸困难、吞咽延迟等症状,注意面色变化、呼吸状态、血压等。如面部突然发红,有呛咳、喘憋现象,应立即停止喂食,抠出口腔内固体食物,协助患者上身前倾,咳出食物,防止窒息发生。

一旦发生窒息,应采用海姆利希急救法(图 3-4): 急救者从背后环抱患者,双手一手握拳,另一手握紧握拳的手,从腰部突然向其上腹部施压,迫使其上腹部下陷,造成膈肌突然上升,这样就会使患者的胸腔压力骤然增加,由于胸腔是密闭的,只有气管一个开口,故胸腔(气管和肺)内的气体就会在压力的作用下自然地涌向气管,一次不行可反复多次,每次冲击将产生 450~500 mL 的气体,从而就有可能将异物排出,恢复气道的通畅。

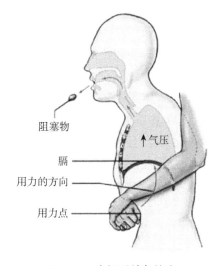

阻塞物

↑气压

膈

用力的方向

用力点

图 3-4 海姆利希急救法

第六节 脑卒中患者的营养管理

卒中患者应在入院后 48 h 内进行营养筛查,目前尚未有国际公认的卒中后营养不良的诊断"金标准",也没有特异性的针对卒中患者营养状态的评估工具,多通过采集病史和患者的饮食习惯以及人体测量学及生化学指标、筛查工具等来综合评定患者的营养状态。任何患者存在营养不良或进食困难时都应给予营养管理方面的支持。

一、营养状况的筛查与评估

1. 病史:评估患者的宗教信仰、家庭结构类型、运动方式及频率,有无咀嚼困难、肿瘤、消化系统疾病、慢性肺部疾病、痴呆等导致营养摄入减少的疾病,近期的体重变化情况。

2. 饮食习惯:评估患者选择食物的自主性、饮食种类、进食蛋白质食物的频率及近期有无饮食的改变等。

3. 筛查工具

(1) 营养风险筛查工具 2002(NRS 2002):NRS 2002 由丹麦肠外肠内营养学会专家组制定,由疾病评分、营养状况评分及年龄评分三部分构成,总评分≥3 分提示患者存在营养风险,可作为临床营养支持的指征之一。调查方法易掌握,但如果无法获取患者准确的体质量,其应用会受到限制。

(2) 营养不良通用筛查工具(MUST):MUST 由英国研究团队于 2003 年开发,包括BMI、体质量减轻、急性疾病导致的进食量减少三方面内容,三方面累计得分即为总分,0分代表低度风险,1 分代表中度风险,≥2 分代表高度风险。MUST 筛查一般仅需 3～5 min 即可完成,但评分标准中两项都与体质量有关,对无法获得准确体质量的患者不适用。

(3) 微型营养评定法(MNA):MNA 由 Villas 等于 20 世纪 90 年代初创立和发展,包括人体测量、整体评价、膳食问卷和主观评定四部分内容,测定方法简单易行,10 min 内可完成。

4. 人体测量学指标:测量患者的身高、体重、体质指数等,均简单且无创。

(1) 体质指数(body mass index,BMI):BMI=体重(kg)/身高(m)^2,是反映营养不良的可靠指标,最为实用,但不适用于水肿患者。正常人的 BMI 在 18.5～23.9 kg/m^2 之间;<18.5 kg/m^2,提示存在蛋白-能量营养不良;24 kg/m^2<BMI<28 kg/m^2,为超重;>28 kg/m^2,为肥胖。

(2) 肱三头肌皮褶厚度(triceps skin-fold thickness,TSF):测量时,受试者自然站立,放松肌肉,右上臂裸露。测试人员在其右臂后面标记右侧肩峰到尺骨鹰嘴连线中点处,用左手拇指和食、中指沿上肢长轴方向纵向捏提被测部位皮肤和皮下组织,在该皮褶提起点的下方 1 cm 处用皮褶计测量其厚度。要求卡钳的卡扣连线与皮褶走向垂直,使卡口充分夹住皮褶,在指针快速回落后立即读数。要连续测 3 次,记录以毫米(mm)为单位,精确到1 mm。三头肌皮褶厚度的标准值:男性为 12.5 mm,女性为 16.5 mm。测量值在标准值的 80%～90% 为轻度营养不良,60%～80% 为中度营养不良,<60% 为重度营养不良。

(3) 平均上臂肌围(mean arm muscle circumference,MAMC)

$$MAMC(cm)=平均上臂周径\ MAC(cm)-0.314\times TSF(mm)$$

5. 生化学指标:包括血清白蛋白、前白蛋白和转铁蛋白、淋巴细胞计数、氮平衡、肌酐-身高指数、尿羟脯氨酸指数、免疫指标等。

二、卒中患者的营养管理

营养不良是吞咽障碍患者需首先解决的问题。

（一）营养管理原则

临床营养支持包括肠外营养支持（parenteral nutrition，PN，通过外周或中心静脉途径）和肠内营养支持（enteral nutrition，EN，经胃肠道途径）两种方式。EN 又分为口服营养支持（oral nutritional supplements，ONS）和管饲喂养（tube feeding，TF）。只要卒中患者胃肠完整即推荐肠内营养。对于肠内营养不能满足需求或有禁忌证的，可选择部分或全肠道外营养。卒中后早期（24～48 h）肠内营养支持可降低患者营养不良的发生率、改善患者预后。

（二）营养给予方式

根据吞咽障碍和营养评估结果选择合适的营养给予方式。对昏迷、认知功能障碍或吞咽障碍不能经口摄食的患者予以管饲喂养，可经鼻胃管喂食或间歇性经胃管喂食。吞咽障碍的患者如采取代偿性方法能减少误吸并保证足量的营养摄入，则可以经口进食，否则就必须采取管饲喂养。经口摄食者如每日摄入的能量无法达到目标量的 60%，应给予管饲喂养。反流严重者可选择鼻肠管喂食或经皮内镜胃造瘘术给予胃空肠喂养。鼻胃管留置超过 4 周的患者，建议进行胃造瘘术。

（三）营养给予的量

对于轻症非卧床的卒中患者，推荐能量供给为 25～35 kcal/(kg·d)。对于重症、应激期的患者，可适当减少热量，能量供给 20～25 kcal/(kg·d)。对无并发症的患者，应至少提供 1 g/(kg·d)蛋白摄入。分解代谢叠加的情况下将蛋白摄入量增至 1.2～1.5 g/(kg·d)。脂肪供给不超过总能量的 35%，饱和脂肪酸<10%，多不饱和脂肪酸 6%～11%。每日至少摄入 1 500 mL 水、25～30 g 膳食纤维。卒中患者推荐地中海饮食，即以蔬菜水果、鱼类、杂粮、豆类和橄榄油为主的饮食风格，地中海饮食富含高单不饱和脂肪酸、膳食纤维和抗氧化营养素，有益于卒中患者。管饲营养患者建议在专业人员的指导下使用专用肠内营养素。

（四）肠内营养的管理

肠内营养常见的并发症包括：腹胀、腹泻、便秘、恶心、呕吐、反流、潴留等胃肠道不耐受，以及吸入性肺炎，喂养管的堵塞、脱落等。管饲喂养者应进行规范化的管理以减少相关并发症的发生，措施和注意事项包括：

1. 严格无菌操作，注意手部卫生，防止喂养液污染。

2. 营养液浓度遵循由低到高。

3. 控制肠内营养速度：起始速度建议 20～50 mL/h，根据耐受情况逐渐增加速度，最高速度 100～125 mL/h，建议使用肠内营养输注泵匀速注入。

4. 床头坡度：无严格禁忌的患者将头部抬高 30°～45°，以减少吸入性肺炎的发生。

5. 严重低蛋白血症患者在纠正低蛋白血症的同时给予肠内营养。

6. 对乳糖不耐受患者使用无乳糖配方，避免使用短链碳水化合物。

7. 对有误吸风险的患者，推荐使用空肠喂养，必要时予胃肠减压。

8. 对于便秘患者，推荐使用含膳食纤维的配方。

第七节　脑卒中患者排泄管理

急性脑卒中患者排泄功能障碍发生率为19％～45％，可引起失禁性皮炎、尿路感染、心肌缺血以及加重卒中后抑郁程度等，严重影响着患者康复治疗疗效和疾病结局。排泄障碍可能与卒中后脑部相关部位广泛损伤有关，应仔细观察卒中患者的排便、排尿情况，给予早期的锻炼与护理干预。本节就卒中患者排泄障碍管理进行阐述。

一、排尿障碍护理

排尿障碍包括尿失禁和尿潴留。脑卒中发生后，膀胱神经传导受阻或神经功能受损，均可使膀胱括约肌失去作用，或尿道、膀胱出口出现机械性梗阻，从而引发尿失禁/尿潴留，可称为卒中后神经源性膀胱。神经源性膀胱功能障碍是动态进展的，必须对患者的储尿及排尿功能、临床表现及全身情况进行动态评估和分型，并以此为依据选择适宜的膀胱管理方法。卒中面积及部位（额叶或额顶叶皮质）与卒中后尿失禁/尿潴留有相关性。

（一）影响正常排尿的因素

1. 心理因素：心理因素对患者的排尿影响较大。当患者处于焦虑或紧张的情绪中，可能出现尿频、尿急，甚至出现尿潴留。另外，排尿也会受到暗示的影响，任何听、视或躯体感觉的刺激，均能引起排尿反射增强或抑制，如听见流水声就想排尿等。

2. 个人习惯因素：良好的排尿习惯和姿势有助于排尿反射活动的顺利完成。

3. 文化因素：排尿最基本的条件是需要隐蔽的环境，也是多种文化共同的规范。

4. 饮食与液体的摄入：液体的摄入量直接影响到尿量，咖啡、茶、酒类饮料有利尿作用，会使尿量增加，排尿次数也增加。外科手术、外伤均可导致失血、失液，若补液不足，机体处于缺水状态，尿量会减少。饮用含盐饮料或食物则会造成水钠潴留，使尿量减少。尿量多少直接影响排尿的频率。

5. 手术及外伤：术中麻醉药物的使用、镇静镇痛等可干扰排尿反射的进行，部分患者会出现尿潴留。有些检查可能造成尿道损伤、水肿与不适，导致排尿形态改变。

（二）排尿功能障碍的护理

1. 尿失禁护理

（1）脑卒中后尿流动力学检查是膀胱功能评价的方法之一。尿流动力学检查能客观地反映逼尿肌、尿道内外括约肌功能状态及其在储尿、排尿过程中的相互作用，能对下尿路功能状态进行科学、客观及定量的评估。通常排尿后残余尿量在100 mL以下，被认为是可以接受的。

（2）制定个体化的护理措施和排尿训练计划，并予以实施。男性患者可使用集尿器或尿壶，女性患者可垫穿纸尿裤、尿不湿或使用女式尿壶等。

（3）应注意患者会阴部皮肤的护理，及时更换尿垫、尿裤、集尿器，保持会阴部清洁干燥，及时清洗会阴，防止臀红、失禁性皮炎等的发生。

（4）早期评估和康复治疗，记录排尿日记，反映每次排尿量、排尿间隔时间、患者的感觉、每日排尿总次数及总尿量，能客观反映患者的症状。

2. 尿潴留护理

（1）排尿时可在耻骨上施压加强排尿，尽量减少不必要的置管。

（2）急性期尿潴留如诱导排尿无效可留置导尿，采用经尿道或经耻骨上膀胱造瘘留置导尿的方式导出尿液。每日评估留置尿管的必要性，缩短导尿管留置时间，推荐使用有抗菌作用的导尿管如银合金涂层导尿管，但也应尽早拔除，不推荐在拔除留置导尿管前夹闭导管进行膀胱功能训练。鼓励患者多饮水排尿，留置尿管期间，应保持尿道口清洁。尿管留置时间尽量不超过1周，之后可以改为间歇性清洁导尿和膀胱训练，待患者恢复自行排尿后，可以根据膀胱残余尿量制定相应的治疗措施，多数患者经使用抗胆碱能抑制剂以及使用外部导尿工具如尿壶、便盆或男用避孕套式收集器、尿套等装置后，基本能维持自行排尿。

（3）有条件者进行神经营养及康复治疗。

神经源性膀胱处理流程如图3-5。

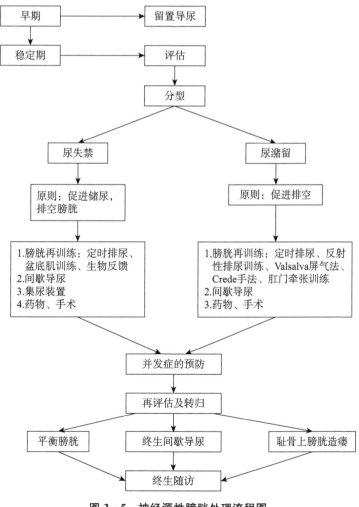

图3-5　神经源性膀胱处理流程图

二、排便障碍护理

脑卒中后排便障碍指卒中后发生的便秘、粪便嵌塞或大便失禁,便秘和肠梗阻的发生要比大便失禁更常见。

(一)影响正常排便的因素

1. 年龄因素:不同年龄人群的肠道排泄功能不同。老年人由于腹部肌张力降低、肠蠕动减弱、肛门括约肌松弛等,肠道控制能力下降而出现排便功能的异常。

2. 饮食与运动:饮食是影响排便的主要因素。富含纤维的饮食可促进肠道蠕动,有助于增加排便反射。液体摄入量过少等会导致粪团在结肠停留时间过长,水分吸收过多,引起粪块干结,从而导致排便困难或便秘;运动能维持肌肉的张力,刺激肠蠕动,有助于维持正常的排便活动。脑卒中患者长期卧床或缺乏运动,容易出现大便干结,排便困难。

3. 排便习惯:每天定时排便,能形成规律的排便习惯。

4. 心理因素:精神抑郁可导致身体活动减少,肠蠕动减慢而导致便秘;情绪紧张、焦虑、恐惧时,迷走神经兴奋性增强,肠蠕动增加而致腹泻;排便属个人隐私,当个体排便需求助于他人而丧失自尊时,就有可能引起排便功能异常。

(二)粪便的评估

1. 异常粪便的观察:包括排便次数、形状、颜色等。

2. 布里斯托大便分类法:将人类的大便分为七类。因为大便的形状和其留在大肠内的时间有关,所以可以用它来判断食物经过大肠所需的时间,如图3-6。

布里斯托大便分类法

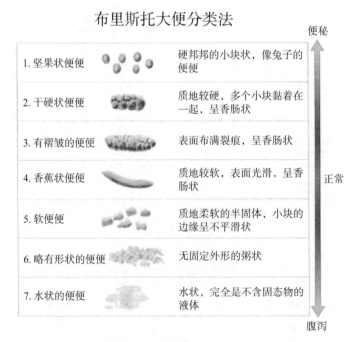

图3-6 布里斯托大便分类法

第一型:一颗颗硬球(很难通过);第二型:香肠状,但表面凹凸;第三型:香肠状,但表面有裂痕;第四型:像香肠或蛇一样,且表面很光滑;第五型:断边光滑的柔软块状(容易通过);第六型:粗边蓬松块,糊状大便;第七型:水状,无固体块(完全液体)。

(三) 排便异常的护理

1. 便秘的护理

(1) 便秘的评估:评估便秘的类型、影响因素,有无排便协同失调,有 4 个主要亚型。

Ⅰ型:可产生足够的直肠推进力,但肛门括约肌收缩不足。

Ⅱ型:不能产生足够的直肠推进力,且肛门括约肌收缩不足。

Ⅲ型:可产生足够的直肠推进力,但肛门括约肌压力松弛不充分(<20%)。

Ⅳ型:不能产生足够的直肠推进力,且肛门括约肌压力松弛不充分(<20%)。

(2) 饮食控制:合理安排患者的饮食,增加水和富含纤维素膳食的摄入,加快胃肠通过时间,改善便秘。如果没有禁忌证,每天进水量应维持在 2 000~3 000 mL;吞咽困难者尽早给予管饲喂养;进食有润肠作用及富含 B 族维生素的食物,以及新鲜蔬菜、水果、薯类等高纤维素食物,还可每日食用梨汁进行干预。

(3) 辅助用药:可使用大便软化剂、肠蠕动刺激剂或缓泻剂。可用开塞露 40 mL 纳肛深部给药法(给药深度 15~20 cm)。开塞露深部给药法对患者心率影响小,对血流动力学影响小,更适合脑卒中患者使用。但应注意长期使用可能导致肠道失去正常排便功能,造成慢性便秘。

(4) 适当运动:鼓励患者适当运动,根据患者身体状况拟订规律的运动计划并协助患者进行运动。可指导患者进行增强腹肌和阴部肌肉的锻炼,具体做法是:患者取仰卧位,向内收紧腹部肌肉,并保持 10 秒,然后放松,反复 5~10 次。根据患者的健康状况,每日进行这样的肌肉运动 4 次。

(5) 选取适宜的排便姿势:适当的排便体位可以有助于腹肌收缩,增加腹内压,促进排便。如若患者需在床上排便,病情允许时可让患者取坐位或抬高床头以增加患者腹内压,促进排便。对需绝对卧床的患者,应有计划地训练其在床上使用便器。

(6) 心理护理:提供适当的排便环境,当患者有便意时,护士应为患者提供私密环境和充足的时间,患者排便时要避免外界干扰。对于需要帮助的患者,护士应守护在患者身边,以提供必要的帮助。

(7) 健康教育:帮助患者及其家属认识到正确的排便习惯的重要性。掌握患者排便时间和规律后,定时给予便器,促使患者按时排便。

2. 排便失禁的护理

大部分脑卒中患者会发生便失禁,但是大多数在 2 周后消失,持续地排便失禁被认为是预后不良的指征。

(1) 保证患者每天摄入足量液体和谷类食物、苹果、香蕉等高纤维素食物。

(2) 注意肛周皮肤的保护,合理使用护理用具如一次性尿垫、尿不湿等。也可将内置式卫生棉条留置于肛-直肠交界处,遇水膨胀后可截留住粪便,使用时注意将线头暴露在肛门口方便随时取出;每次便后及时清洗皮肤,保持局部干燥。使用鞣酸软膏、润肤霜、赛肤润等油剂等涂抹肛周保护局部皮肤。

（3）运用布里斯托大便分型法，如果粪便为第六型或第七型可用粗肛管通过直肠插入乙状结肠中部(约 18～22 cm)，外接引流袋，根据排便量的多少随时更换。

（4）用肠造口袋护理。

（5）心理护理。护士要给予患者心理疏导和情感上的支持，解除患者自卑的心理，放松患者紧张而窘迫的心情。帮助患者重新建立控制排便能力。教会患者进行肛门括约肌及盆底部肌肉收缩锻炼。其方法是：患者取站立、坐或卧位，试作排便动作，慢慢收缩，然后再慢慢放松肛门括约肌及盆底部肌肉，每个动作 10 秒左右，连续 10 次，每次锻炼 20～30 min，每日数次。如无特殊情况，协助患者实施排便功能训练计划。

第八节　并发症预防与管理

脑梗死急性期并发症包括脑水肿和颅内压升高、脑梗死伴出血转化、卒中后癫痫、卒中相关性肺炎、排尿障碍与尿路感染、深静脉血栓形成和肺栓塞、压疮、吞咽障碍、营养风险、卒中后情感障碍等。卒中后急性期并发症影响患者近期及远期预后，因此早期筛查、预防和干预具有积极意义。

一、脑水肿及颅内压升高

严重脑水肿和颅内压增高是急性重症脑梗死的常见并发症，是死亡的主要原因之一。提示存在颅内压增高的临床征象包括：意识障碍加重、瞳孔不等大或呼吸节律异常；影像学上可以有血管主干闭塞造成的大面积梗死、中线移位、脑沟饱满、脑室受压变形、小脑梗死继发脑干和第四脑室受压等。处理原则如下：

（1）减轻和消除引起颅内压增高的因素，如头颈部过度扭曲、躁动、发热、尿潴留和便秘、呼吸道不通畅等。

（2）颅内压升高、卧床的脑梗死患者采取床头抬高 30°以抬高头部。

（3）高渗透性利尿剂甘露醇和高渗性盐水可减轻脑水肿、降低颅内压，根据患者病情选择药物种类、剂量和频次。必要时也可以选用甘油果糖、呋塞米、白蛋白。注意长期、大量输注渗透性利尿剂引发的药物不良反应，如肾前性肾功能障碍、充血性心功能障碍、高钠血症、高渗性脑病等。

（4）发病 48 h 内，单侧大脑中动脉梗死伴严重颅内压增高者，年龄≤60 岁者积极药物治疗仍有神经功能恶化，特别是伴有意识水平下降的患者，可考虑神经外科手术减压干预；60 岁以上者若手术并不能显著改善独立生活能力，应与患者家属充分沟通。

（5）进行最大限度的内科治疗，小脑梗死仍引起脑干受压导致神经功能恶化，可考虑外科治疗。

二、脑梗死后出血转化

出血转化是指急性脑梗死后缺血区血管重新恢复血流灌注导致的出血，包括自然发生的出血(自发性出血转化)和采取干预措施后(包括溶栓、取栓和抗凝等)的出血(继发性/治疗性出血转化)。目前多数研究采用的定义为:脑梗死后首次头颅 CT/MRI 未发现出血,而再次头颅 CT/MRI 检查时发现有颅内出血,或根据首次头颅 CT/MRI 可以确定的出血性梗死。一般认为症状性出血转化,特别是 PH2 型出血转化(指血肿>梗死面积的 30%并有明显占位效应的出血或远离梗死灶的出血)与不良结局相关,而无症状性出血转化与患者临床结局关系不明确。出血转化的处理如下:

(1)处理原则与自发性脑出血的治疗类似,包括必要时行循环和呼吸支持、血压管理、监测神经功能恶化情况、预防血肿扩大、治疗颅内高压以及处理出血引起的其他并发症包括癫痫发作等。注意寻找导致出血的可调节原因并进行处理,例如血压的控制、凝血功能检查及合并用药情况等。

(2)症状性出血转化应停用抗栓和 rt-PA 等致出血药物:溶栓后症状性出血转化必要时可考虑辅助使用逆转凝血功能紊乱的药物,包括冷沉淀、纤维蛋白原、抗纤维蛋白溶解剂(氨甲环酸或 6-氨基己酸)。

(3)对于无症状性出血转化,是否需要停用抗栓和 rt-PA 等致出血的药物,及怎样处理有待进一步研究。

(4)出血转化后可根据患者临床评估结果,个体化重新启用或继续使用抗栓治疗(包括抗血小板或抗凝药物)。对于症状性出血转化的患者,应评估患者临床情况并权衡利弊,待病情稳定后 10 d 至数周后开始抗栓治疗。对于再发血栓风险相对低且全身情况较差者,可用抗血小板药物代替华法林。

三、卒中后癫痫

卒中后癫痫发作(post-stroke seizures, PSS)和卒中后癫痫(post-stroke epilepsy, PSE)是卒中常见的并发症。60 岁以上患者的新发癫痫有 1/3 是卒中所致或与之相关。PSS 是指卒中前无癫痫发作病史,并排除脑部和其他代谢性病因后,在卒中后一定时间内出现的癫痫发作。根据首次癫痫在卒中后出现的时间,分为早期癫痫发作(early seizure, ES)和迟发性癫痫发作(late seizure, LS)。一些学者及国家抗癫痫联盟(ILAE)将其界定为 2 周。在卒中后出现 2 次及以上非诱发性癫痫发作(间隔 24 h)即被认定为 PSE。

(1)不推荐预防性应用抗癫痫药物。

(2)对于 ES,不建议长期使用抗癫痫药物。

(3)LS 的再发风险高,且易发展为 PSE,尽早开始并接受较长时间的抗癫痫药物治疗。

(4)卒中后癫痫持续状态,建议按照癫痫持续状态治疗原则处理。

四、肺炎

约 5.6%卒中患者会合并肺炎,误吸是主要原因。意识障碍、吞咽障碍是导致误吸的主要危险因素,其他因素包括呕吐、不活动等。肺炎是卒中患者死亡的主要原因之一,15%～25%的卒中患者死于细菌性肺炎。处理原则如下:

（1）早期评估和处理吞咽困难和误吸问题，对意识障碍患者应特别注意预防肺炎。

（2）疑有肺炎的发热患者应根据病因给予抗感染治疗，但不推荐预防性使用。

第九节　脑卒中的心理康复

脑卒中本身作为一个变故，即可使患者处于应激状态，而在康复过程中患者还将面对残疾和康复治疗所带来的各种各样的心理问题。

一、脑卒中患者心理问题的临床表现

脑卒中后可引起多种多样的功能障碍，障碍的部位及严重程度与脑卒中的损伤部位有关。除了功能障碍外，脑卒中因其病死率高、致残率高、发生突然、再发率高、恢复期长的特点，极易让患者产生特殊的心理压力，表现为恐惧、猜疑、焦虑不安、悲观抑郁等心理障碍。

1. 心理休克

心理休克是一种心理防御反应。突然发生的肢体瘫痪使得患者来不及应对，表现为麻木、惊呆，意外的镇静与冷漠，表情淡漠，答语简短，对伤残及治疗反应平淡，甚至无动于衷，有时思维混乱，意识处于朦胧状态。

2. 否认

患者的意识恢复后，往往陷入严重的恐惧和焦虑状态，他们无法面对这个残酷的现实，认为"这不会是我""这不可能"。在预后上确信"自己只要好好接受治疗，就能恢复到以前一样"。

3. 愤怒

当患者意识到肢体瘫痪已经不可避免或将其病残看作不公正的"人祸"时，便会产生愤怒情绪。可表现为焦虑烦躁，对自己或他人产生怨恨情绪，对亲友和医护人员冷漠、敌视，严重者不能控制自己的情绪，出现毁物、打人或自伤、自残行为。

4. 抑郁

抑郁是脑卒中后较常见的症状，抑郁程度从轻度到重度，可表现为悲观、自弃，严重者可出现自杀。抑郁的程度往往主要不取决于病残的性质和程度，而决定于病残者的性格和病残对个体的特殊意义。可表现为不愉快、自我贬低，对周围环境缺乏兴趣。严重者则长时间闷闷不乐，丧失自信心，悲观失望，对生活失去兴趣，甚至出现自杀行为。脑卒中后抑郁障碍的发病机制目前尚无定论，除心理社会因素致病外，有学者倾向于用生物学解释，认为脑卒中后的抑郁可能是因为脑卒中损害了去甲肾上腺素能神经元和 5 -羟色胺能神经元及其通路，使这两种神经递质合成降低，从而导致抑郁。另外，患者病前的性格、应对方式也常常与其抑郁的情绪有关。

患者的抑郁表现可以多种形式，主要为：① 情感基调低沉、灰暗，轻者仅有心情不佳、心烦意乱、苦恼，高兴不起来；重者可有悲观绝望，常诉说生活没有意思，心情沉重；② 常可出现睡眠障碍(失眠或早醒),食欲减退和体重减轻;③ 思考问题困难,思维内容多消极悲观,患者过分贬低自己,总以批判的眼光、消极否定的态度看待自己,严重地自责自罪可产生自杀意念和行为。抑郁症患者自杀率为一般人群的 20 倍,长期追踪研究发现约有15%～25%的抑郁症患者自杀身亡。

5. 紧张与不安

导致患者焦虑的原因有以下几个方面:① 估计肢体功能障碍可能永久存在;② 对于再次发作的不安和死亡的恐惧;③ 经济负担加重;④ 对自己瘫痪的躯体感到自卑;⑤ 家庭职责和社会地位的改变;⑥ 给家人带来负担和麻烦。

患者感到恐惧、紧张伴有植物神经功能紊乱的表现,如心悸、出汗、头晕等。主要表现为:

(1)终日心烦意乱、忧心忡忡、惶恐,对外界刺激易出现惊跳反应,难以入睡,多梦易惊,易激惹。

(2)坐立不安,来回走动,搓手顿足,面容紧张眉头紧锁,可见眼睑、面肌或手指震颤,肌肉紧张,有时疼痛抽动,经常感到疲乏。

(3)自主神经功能亢进,常见心悸、气促、呼吸不畅、头昏头晕、多汗、口干、面部发红或苍白、胃肠不适或尿频,有的患者可有阳痿、早泄、月经紊乱、性欲缺乏等性功能障碍。

6. 自卑和自责

患者可能由于社会角色的改变,生活、家庭、事业等方面的损失,病损的长期折磨,以及各种生理功能障碍等因素的影响,产生自卑心理;同时,他们感到自己给亲人和家庭带来了不幸和累赘而自责,因而敏感、多疑,对生活失去热情。

7. 退化

心理危机冲击过后,有的患者可在心理行为上出现退化反应,这也是正常的适应性防御反应。成人表现为自我中心加强,要求多,不配合治疗,嗜睡;而在儿童,其表现为类似婴儿的行为,如不合作、遗尿等。

8. 适应

大部分脑卒中患者经过一系列的心理变化和抗争之后,最终可以接受现实,在认知和行为上逐渐适应。他们会重新评价自我,挖掘自己的潜能,寻找并抓住康复的机会,积极主动地配合治疗。

二、影响脑卒中患者心理状态的主要因素

脑卒中患者的心理状态除了与他们的性格密切相关以外,还受多种因素的影响。了解这些影响因素可以使我们更好地掌握患者的心理状况,及时、有效地解决问题。

1. 生物因素

脑卒中患者的心理状况受躯体残疾的程度影响很大。若致残属于急性事件,出乎患者意料,患者缺乏思想准备,就更难接受和适应现实。脑卒中对躯体功能、工作能力和社会功能影响的程度不同,也会引起不同的心理反应。而病损的预后对康复对象心理状况的影响更加需要重视,肢体功能无法恢复的患者常常被负性情绪所控制。

2. 心理因素

（1）性格：内向的人对残疾的现实会默默忍受；外向的人可能会因此而烦躁不安，或愤怒责怪。有人乐于以患者身份自居，以有病来博取别人同情；有些人有病却不告诉别人，尽量隐晦。有人一有病痛就立即四处求医，吃药打针；有人却讳疾忌医，得过且过。

（2）人生观与价值观：一个人因其人生观与价值观，会对各种事物产生个人的看法和态度，对自身的残疾也不例外。有的可因有残疾而心理崩溃，或一蹶不振，只在自己的小圈子里打转，变得自私自利或自暴自弃；而有的却不被残疾和困难所压倒，变得更加坚强，干出了一番事业，对社会作出了贡献。

3. 个人文化修养

个人的文化修养不同，对待残疾的态度也会不同。一般来说，文化程度较高，对残疾较能理解，能正确对待；而文化程度较低的则容易责怪他人。当然，也有些文化程度较高的患者对残疾一知半解，会向医务人员提出不恰当的要求；有些文化程度较低者却认为只能如此，无所要求。

4. 社会因素

（1）家庭环境与社会环境：脑卒中是一项负性生活事件，会引起生理和心理上的应激反应。反应的大小、持续时间和影响既取决于个体的应对策略，也受家庭、社会等周围的支持的影响。家庭成员的照料、工作单位同事的对待及社会保障系统的支持与帮助也与患者的心理状态和能否康复密切相关。

（2）医源性因素：医务人员的心理品质、言行以及医疗操作水平、疗效、医疗费用的高低也会对患者产生心理影响。如果医务人员能及时恰当地解决患者的痛苦，有效地帮助其功能恢复，并进行适当的心理治疗，纠正患者不正常的心理状态，可以利于患者的情绪和心理恢复。

（3）经济状况：经济条件与心理状态改变有关。经济状况富裕者一般会安排得较好，如肢体瘫痪者能购买较适当的残疾人用车，心理容易获得平衡；经济状况较差者会因本人残疾影响全家生活，更易引起自责心理。

此外，民族传统、风俗习惯、道德观念以及工作性质、生活习惯、个人信仰等都与康复对象的心理反应有一定联系。

三、脑卒中的心理干预

脑卒中患者的康复是通过功能训练，努力促进恢复，因此治疗师与患者的关系需要建立在相互信任的基础上。在康复过程中，治疗师不仅要了解患者的身体状况，还要对患者病前的性格、生活经历、职业情况、家庭状况、社会适应状态及经济问题等进行多层次的全面分析，及时发现和解决患者的心理问题，帮助其回归家庭和社会。

心理测评：心理评估是依据心理学理论和方法对康复对象的心理品质及水平所作出的鉴定。而心理测验在心理评估中占有十分重要的地位。在康复心理学中，心理测评就是对康复对象的各种心理障碍（包括认知障碍、情感障碍、人格障碍、社交障碍等）进行各种心理测验（包括智力测验、人格测验、神经心理测验以及精神症状评定）。评定患者心理障碍的性质和程度,为制定心理康复计划提供科学依据;同时,还可以观察心理治疗的效果,判断心理康复的疗效。

心理治疗:心理治疗是运用各种心理学技术和方法使康复对象的心理功能得到不同程度的补偿减轻或消除症状,改善情绪,调整心理状态,以达到全面康复的目标。心理治疗的种类和方法有很多,所有心理治疗都能给予患者某种形式和某种程度上的精神支持,在心理康复中常用的有以下几种。

1. 支持心理疗法

支持心理疗法通过给患者解释、鼓励、保证、指导以及促进环境的改善五个阶段的治疗,了解患者心理问题的症结所在及时对问题作出透彻的分析和适当的解释,帮助患者克服残疾后的负面情绪,缓解心理危机,充分发挥患者的潜能,顺利完成康复计划。

热情地接待患者:解除患者和家属不安所致的焦虑,入院时共同制定康复计划,在康复训练开始后,客观正确地判断功能恢复的预后,并具体说明。

宽容地对待患者:对于患者来说,漫长的康复训练伴随的苦痛、对功能恢复的迫切期望以及肢体活动的障碍可以使患者较长时间地处于紧张和不安之中,还可能出现愤怒情绪,甚至对治疗师发生攻击性行为。治疗师应理解患者这种情绪反应,并鼓励、帮助他们克服不良情绪。

耐心倾听:长期被残疾折磨的患者有各种苦恼和抱怨,需要倾诉和疏导。治疗师应向他们提供这种条件,成为患者的倾诉对象和心理疏导师。

治疗康复过程中出现的神经症和精神症状:及时发现患者在康复过程中出现的精神症状,并仔细分析这些症状出现的背景,与个性、家庭、社会的联系,检讨是否与治疗师本人或治疗方案有关,针对具体原因给予解决。必要时,请精神科医生会诊,使用抗抑郁/焦虑药物治疗。

家庭社会关系及居住环境的调整:如果患者在发病前就存在对家庭或职业场所的不满,那么在康复期间尽量适当调整,以解除患者的不安和忧虑。针对患者的功能障碍,对患者的家居环境提出适当的改造建议,方便患者的日常生活。

出院前的指导:使患者及其照顾人员都明白,后期日常生活中需尽可能地发挥和利用患者残存的功能,明确患者在家庭和职业场所的作用和应承担的职责。另外,为了防止肢体功能的废用,向患者及其家属介绍与康复有关的措施是非常有必要的。

2. 认知疗法

认知疗法以改变不良性认知,促使心理障碍好转为目标。在康复心理学中用于消除康复对象的自觉症状和慢性疼痛,改善他们的社会交往和生活障碍,使他们对残疾采取积极的态度并配合康复。认知疗法的基本过程包括以下方面。

(1)建立治疗关系:治疗者与康复对象要形成密切合作的关系并努力使这种关系贯穿于整个治疗过程。

(2)确立治疗目标:根本目标就是帮助康复对象发现并纠正错误观念及其赖以形成的不良认知过程,使之改变到正确的认知方式上来。

(3)客观化:让康复对象通过学习、调整自己的认识以及挖掘自己的潜能来解决问题。并要求他们对待自己和外部世界采取一种较为客观的态度。

3. 行为治疗

根据学习心理学的理论和心理学实验确立的原则,对个体反复训练,以矫正适应不良行为。在康复心理学中,系统性脱敏疗法、交互抑制疗法、厌恶疗法、快速暴露法或满灌法、操作性行为改造、标记奖励疗法及放松训练均为常用。

4. 生物反馈疗法

作为一种非药物治疗手段,可使康复对象积极主动地学习并矫治自己疾病。帮助他们利用生物反馈仪,认识到各种心理因素与躯体变化的关系,客观地了解心身变化与环境因素如紧张或松弛的关系。提高他们自己对应激反应的认识,增强随意控制和调节生理变化的能力。

5. 人本主义疗法

设身处地理解患者独特的世界观,鼓励患者完全的自我接纳和自信,使患者认识其各种潜能和需要,调动其积极性。

6. 集体心理治疗

治疗者运用各种技术并利用集体成员间的相互影响,给康复对象提供帮助别人、与人交流的机会,使他们敞开心扉、倾吐苦恼,有助于克服孤独感和隔离感,增强其康复的信心。同时还可改善人际关系,培养社会生活能力,达到消除症状并改善其人格与行为的目的。

7. 家庭心理治疗

其目的是调整康复对象的家庭成员面对家庭内突然出现了残疾人所带来的心理问题,取得家庭成员在康复过程中的协作。

第十节　家庭管理

大多数脑卒中幸存者从医院返回家中很长时间内仍需医疗保健,且超过 65% 的患者需要家庭护理服务,家庭在脑卒中患者的康复环节起着不可替代的作用。合理的家庭康复管理可以使得患者在出院后得到持续的康复照护,为功能恢复创造条件,对获取良好预后,提高远期生活质量具有显著意义。

一、脑卒中患者出院标准

对符合 ICD-10 第一诊断为脑梗死(ICD-10:I63.9)或脑出血(ICD-10:I61)的患者,经过急性期的临床救治,符合下列任一标准的患者可以出院:

1. 病情稳定,没有严重的并发症,生活基本自理(Barthel 指数 60 分或以上),可以出院回家。

2. 病情稳定,临床表现没有进一步加重的征象,功能开始改善,住院时间达到脑卒中神经内科临床路径中规定的住院日,可以转至康复科或下级医院进一步康复。

3. 病情稳定,临床表现没有进一步加重的征象,功能没有改善或难以改善(Barthel

指数 40 分或以下),住院时间达到脑卒中神经内科临床路径中规定的脑梗死出科(或出院)的时间,可以回家,亦可转至养老院、社区医疗中心或养护中心。

二、出院进入家庭前的康复评估

1. 必需的检查及评定项目

(1)血、尿、便常规、生化全项、凝血功能检查。

(2)心电图、头颅 CT 或 MRI 检查。

(3)意识状态评定。

2. 根据患者情况可选择的检查项目

(1)颈动脉彩超、双下肢血管彩超、超声心动图、动态心电图、骨密度、胸片等。

(2)心理功能评定。

3. 康复评定

(1)Brunnstrom 运动功能评定(表 3-6)、感觉功能评定、改良 Ashworth 肌张力评定(表 3-7)、Berg 平衡量表(表 3-8)、协调与平衡功能评定、Hoffer 步行能力分级(表 3-9)、起立行走试验(TUG)、日常生活活动能力(Barthel 指数)评定(表 3-10)等。

(2)根据患者情况可以选择:简易智能状态评定量表(MMSE,表 3-11)、言语评估、吞咽评估(洼田饮水试验)、疼痛视觉模拟评分(AVS)、辅具适配等。

表 3-6 **Brunnstrom 运动功能评定**

阶段	上肢	手	下肢
Ⅰ	无任何运动	无任何运动	无任何运动
Ⅱ	仅出现联合反应的模式	仅有极细微的屈曲	仅有极少的随意运动
Ⅲ	可随意发起协同运动	可作钩状抓握,但不能伸指	在坐位和站位,有髋、膝、踝的协同性屈曲
Ⅳ	出现脱离协同运动的活动:(1)肩 0°,肘屈 90°,前臂可旋前旋后;(2)在肘伸直的情况下肩可前屈 90°,手背可触及腰骶部	能侧捏及伸开拇指,手指有半随意的小范围的伸展	在坐位,可屈膝 90°以上,可使足后滑到椅子下方。在足跟不离地的情况下能背屈踝
Ⅴ	出现相对独立于协同运动的活动:(1)肘伸直的肩可外展 90°;(2)在肘伸直,肩前屈 30°～90°的情况下,前臂可旋前旋后;(3)肘伸直、前臂中立位,臂可上举过头	可作球状和圆柱状抓握,手指可集团伸展,但不能单独伸展	健腿站,患腿可先屈膝后伸髋;在伸直膝的情况下,可背屈踝,可将踵放在向前迈一小步的位置上
Ⅵ	运动协调近于正常,手指指鼻无明显辨距不良,但速度比健侧慢(≤5 s)	所有抓握均能完成,但速度和准确性比健侧差	在站立位可使髋外展到超出抬起该侧骨盆所能达到的范围;在坐位,在伸直膝的情况下可内外旋下肢,合并足的内外翻
评分			

表 3-7　改良 Ashworth 肌张力评定

0	无肌张力增加
I	肌张力轻度增加:受累部分被动屈伸时,在 ROM 之末(即肌肉接近最长距离时)呈现出最小的阻力或出现突然卡住和释放
I +	肌张力轻度增加:在 ROM 后 50% 范围内(肌肉在偏长的位置时)突然卡住,继续进行 PROM 始终有小阻力
II	肌张力增加较明显:在 PROM 的大部分范围内均觉肌张力增加,但受累部分的活动仍算容易进行
III	肌张力严重增高:PROM 检查困难
IV	僵直:僵直于屈或伸的位置,不能活动

表 3-8　Berg 平衡量表

检查内容	年　月　日	年　月　日
1. 由坐位到站位		
指导:起立,尝试不用手支撑		
评分:选出分类的最低分数		
(4) 能够站立,无须用手可维持平衡		
(3) 能够站立,用手可以维持平衡		
(2) 能够站立,用手可以维持平衡,但要尝试数次		
(1) 站立或维持稳定需要少量的辅助		
(0) 站立需要中等到很多的辅助		
2. 无扶持站立		
指导:无扶持站立 2 min		
评分:选出分类的最低分数		
(4) 能够站立 2 min		
(3) 能够站立 2 min,需要监护		
(2) 能够站立 30 s,不需扶持		
(1) 能够站立 30 s,不需扶持,需要几次尝试		
(0) 无辅助,不能站立 30 s		
如果受试者可安全站立 2 min,本项满分,直接进入"4. 由站位到坐位"		
3. 无扶持坐位,双脚落地		
指导:双臂抱于胸前坐位 2 min		
评分:选出分类的最低分数		
(4) 能够坐 2 min		
(3) 能够坐 2 min,监护下		

检查内容	年 月 日	年 月 日
（2）能够坐 30 s		
（1）能够坐 10 s		
（0）能够坐 10 s,需扶持		
4. 由站位到坐位		
指导:坐下		
评分:选出分类的最低分数		
（4）维持平稳坐位,基本不用手扶持		
（3）需用手控制下滑		
（2）用腿的背侧抵住椅子以控制下滑		
（1）可独立坐位但不能控制下滑		
（0）坐位需要辅助		
5. 位置移动		
指导:从椅子移动到床上,再从床上移动到椅子上,可用手或不用手		
评分:选出分类的最低分数		
（4）位置移动较少用手		
（3）位置移动必须用手		
（2）位置移动需言语提示或监护		
（1）需要 1 人辅助		
（0）需要 2 人监护或辅助		
6. 无扶持站立,闭眼		
指导:闭眼,无扶持静立 10 s		
评分:选出分类的最低分数		
（4）能够站立 10 s		
（3）能够站立 10 s,监护下		
（2）能够站立 3 s		
（1）闭眼不能坚持 3 s,但可站稳		
（0）需帮助防止跌倒		
7. 双足并拢站立不需扶持		
指导:双足并拢站立不需扶持		
评分:选出分类的最低分数		
（4）可双足并拢站立 1 min		

检查内容	年 月 日	年 月 日
(3) 双足并拢站立 1 min,需监护		
(2) 双足并拢站立不能坚持 30 s		
(1) 到站位需要帮助,但双足并拢可站立 15 s		
(0) 到站位需要帮助,但双足并拢站立不足 15 s		
在无扶持站立时完成以下项目		
8. 手臂前伸		
指导:手臂上举 90 度,尽可能伸手取远处的物品(检查者将直尺置于指尖处,臂前伸时勿触及直尺。测量身体尽量前伸时的距离)		
评分:选出分类的最低分数		
(4) 可前伸 10 cm		
(3) 可前伸 5 cm		
(2) 可前伸超过 2 cm		
(1) 前伸,需要监护		
(0) 需帮助避免跌倒		
9. 自地面拾物		
指导:拾起足前的鞋子		
评分:选出分类的最低分数		
(4) 可轻松拾起		
(3) 可拾起,需要监护		
(2) 不能拾起,差 2.54~5.08 cm(1~2 英寸),可保持平衡		
(1) 不能拾起,尝试时需监护		
(0) 不能尝试/需要辅助避免跌倒		
10. 躯干不动,转头左右后顾		
指导:交替转头,左右后顾		
评分:选出分类的最低分数		
(4) 左右后顾时重心移动平稳		
(3) 只能一侧后顾,另一侧有少量重心移动		
(2) 只能转到侧面,但可维持平衡		
(1) 转头时需要监护		
(0) 需要辅助避免跌倒		
11. 转身 360°		
指导:转身 360°,停顿,反向旋转 360°		

检查内容	年 月 日	年 月 日
评分:选出分类的最低分数		
(4) 双侧都可在 4 s 内完成		
(3) 一侧可在 4 s 内完成		
(2) 能完成转身,但速度慢		
(1) 转身时需密切监护或言语提示		
(0) 转身时需要辅助		
无扶持站立时动态移动重心		
12. 计数脚底接触板凳的次数		
指导:每只脚交替放于板凳上,直到每只脚能踏上板凳上 4 次		
评分:选出分类的最低分数		
(4) 可独自站立,20 s 内踏 8 次		
(3) 可独自站立,踏 8 次超过 20 s		
(2) 监护下,无辅助可踏 4 次		
(1) 最简单的辅助可踏 2 次		
(0) 需要辅助才能避免跌倒,不能尝试踏凳		
13. 无扶持站立,一只脚在前		
指导:双脚前后位站立,如果困难,增加双足前后距离		
评分:选出分类的最低分数		
(4) 双足可前后接触位站立 30 s		
(3) 双足前后站立不能接触站立 30 s		
(2) 可迈小步后独立坚持 30 s		
(1) 迈步需要帮助,坚持 15 s		
(0) 站立或迈步失衡		
14. 单腿站立		
指导:不需扶物,单腿站立		
评分:选出分类的最低分数		
(4) 可抬腿,坚持超过 10 s		
(3) 可抬腿 5～10 s		
(2) 可抬腿超过 3 s		
(1) 尝试抬腿,不能坚持 3 s,但可独自站立		
(0) 不能尝试/需要辅助避免跌倒		
总分		
36 分及 36 分以下提示有 100% 的跌倒危险。		

表 3-9　Hoffer 步行能力分级

级别	分级标准
1	不能步行
2	非功能性步行(治疗性步行);训练时用膝-踝-足矫形器或肘拐等辅助器具能在治疗室内行走。耗能大,速度慢,距离短,无功能性价值,但有预防压疮、血液循环障碍、骨质疏松等治疗意义
3	家庭性步行;用踝—足矫形器、手杖等可在家行走自如,但不能在室外长时间行走
4	社区性步行;用或不用踝—足矫形器、手杖可在室外和所在社区内步行,并可进行散步及去公园、诊所、购物等活动,但时间不能长,如果活动超出社区范围仍须乘坐轮椅

表 3-10　日常生活活动能力(Barthel 指数)评定

项目	评分标准	评估日期
1. 大便	0=失禁或昏迷 5=偶尔失禁(每周<1 次) 10=能控制	
2. 小便	0=失禁或昏迷或需由他人导尿 5=偶尔失禁(每 24 h<1 次,每周>1 次) 10=能控制	
3. 修饰	0=需帮助 5=独立洗脸、梳头、刷牙、剃须	
4. 用厕	0=依赖别人 5=需部分帮助 10=自理	
5. 吃饭	0=依赖别人 5=需部分帮助(夹饭、盛饭、切面包) 10=全面自理	
6. 转移(床←→椅)	0=完全依赖别人,不能坐 5=需大量帮助(2 人),能坐 10=需少量帮助(1 人)或指导 15=自理	
7. 活动(步行) (在病房及其周围,不包括走远路)	0=不能动 5=在轮椅上独立行动 10=需 1 人帮助步行(体力或语言指导) 15=独立步行(可用辅助器)	
8. 穿衣	0=依赖 5=需一半帮助 10=自理(系开纽扣、关、开拉锁和穿鞋)	
9. 上楼梯(上下一段楼梯,用手杖也算独立)	0=不能 5=需帮助(体力或语言指导) 10=自理	
10. 洗澡	0=依赖 5=自理	
总分		
评定者		

表 3‑11　简易智能状态评定量表(MMSE)

题号	检查内容	答案	记分
1	现在是哪一年?		1
2	现在是什么季节?		1
3	现在是几月份?		0
4	今天是几号?		0
5	今天是星期几?		0
6	我们现在是在哪个国家?		1
7	我们现在是在哪个城市?		1
8	我们现在是在哪个城区(或什么路、哪一个省)?		1
9	(这里是什么地方?)这里是哪个医院?		1
10	这里是第几层楼?(你住哪一床?)		1
11	我告诉你三样东西,在我说完之后请你重复一遍它们的名字:树、钟、汽车。 请你记住,过一会儿我还要你回忆出它们的名字来	树 钟 汽车	1 1 1
12	请你算算下面几组计算题: 100 — 7 = ? 93 — 7 = ? 86 — 7 = ? 79 — 7 = ? 72 — 7 = ?	93 86 79 72 65	1 1 1 1 1
13	现在请您说出刚才我让你记住的那三种东西的名字	树 钟 汽车	1 0 0
14	(出示手表)这个东西叫什么?		1
15	(出示铅笔)这个东西叫什么?		1
16	请你跟我说"如果、并且、但是"		1
17	我给你一张纸,请你按我说的去做,现在开始:"用左/右手(未受累侧)拿着这张纸""用(两只)手将它对折起来""把纸放在你的左腿上"		2
18	请你念念这句话,并按上面的意思去做:"闭上你的眼睛"		1
19	请你给我写一个完整的句子		1
20	(出示图案)请你按这个样子把它画下来		1
		总分	

三、家庭康复治疗

脑卒中发生后,其引起的功能障碍是多方面的,家庭康复治疗尤以主动的运动治疗为主:

1. 运动目的:提升他们的运动功能和体力,减少卧床及合并症,增强平衡功能,预防跌倒,提升步行等 ADL 能力,提高生活质量,同时要特别考虑认知功能和药物的影响。

2. 运动训练的原则:应该遵循个体化、循序渐进、持之以恒的原则。

3. 运动训练方式:在疾病不同时期采用不同的方式,总体来讲有被动训练、神经肌肉电刺激、辅助主动训练、机器人辅助行走和手臂功能训练、运动平板或功率车主动训练、太极拳锻炼、步行训练、肌肉力量训练、平衡训练、功能性训练,水疗等。根据患者病情和康复需求选择需要的、可行的、喜爱的训练方式,一般应该包括有氧耐力训练、力量训练、平衡训练、关节灵活性训练和功能性训练,不能主动训练时可进行辅助或被动训练。

4. 运动方案:患肢每个关节全范围活动 3~5 次,2 次/d,以保持关节活动度和刺激运动感觉;并根据患者体力耐受情况和康复目标,增加中轻度中风患者步行等有氧耐力运动和体力活动水平,一般训练 1~6 个月即可显效。研究提示,12~18 周的有氧耐力运动联合力量训练对轻度认知障碍的高龄老人(包括中风所致)执行力有一定效果,有氧运动联合视频认知教育活动也可改善轻度认知障碍高龄老人的记忆力。

5. 注意事项:① 运动过程中注意观察患者症状,一旦患者主诉头晕、无力、心慌、气短等,或者出现与运动锻炼不相称的气短、面色苍白、出汗、气促、无力等应及时终止运动,让患者就近躺下休息,及时送医院检查救治。② 运动过程中要加强监护,指导患者正确监测呼吸、心率和指脉氧等。③ 运动训练中要注意防跌倒,做好防跌倒措施,教育患者及陪护人员了解患者用药情况及对训练可能的反应,学会自我监测、救护,掌握防摔倒的知识与方法,并给予具体可行的指导,如助行器的使用、避免天黑锻炼、训练中风险的判断及预防等。④ 多种运动训练方式交替进行非常必要,如有氧耐力训练、大肌群肌肉力量训练和快速力量训练等。

四、居家常用训练方法

1. 正确选择体位:由于脑卒中患者多有异常的肌张力和运动功能,应加强对其健康教育,教其选取对抗痉挛模式的体位,以促进病情稳定,预防各种并发症。床上良肢摆放体位,首选患侧卧位(图 3-7),其次是健侧卧位(图 3-8)、仰卧位(图 3-9)。鼓励患者尽量直立坐起,加强肺部及呼吸管理、皮肤管理、预防压疮、感染、肺栓塞及下肢深静脉血栓并发症等。

2. 偏瘫医疗体操:包括初级操、中级操、高级操,指导患者学习并坚持每天做操训练,促进患者功能恢复。

在脑血管意外病情稳定后,偏瘫患者可根据自己的具体情况,尽早由自己或在他人的帮助下,有选择地、分次地完成下列偏瘫医疗体操。该套医疗体操专为偏瘫患者早期在床上进行训练而编制,目的在于改善偏瘫肢体的运动功能。偏瘫医疗体操包括初级医疗体

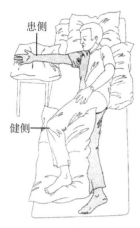

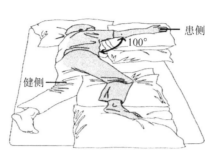

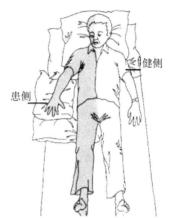

图 3 - 7　患侧卧位　　　　　图 3 - 8　健侧卧位　　　　　图 3 - 9　仰卧位

操、中级医疗体操和高级医疗体操三个级别。

（1）初级医疗体操：主要适用于脑血管意外早期、偏瘫肢体尚处于软弱无力阶段，或肌肉痉挛刚开始出现的患者。初级医疗体操共分十二节，患者可在卧位或坐位下完成。

第一节：健手缕发

头转向偏瘫侧，用健手从健侧额部开始向头后颈部梳理。梳理时要求手指紧压头皮，缓慢向后推动，重复 20 次。

第二节：捏挤偏瘫手

将偏瘫手置于胸前，用健手拇指、食指沿患侧各手指的两边由远端向近端捏挤，并在手指近端根部紧压 20 s，每个手指重复 5 次。

第三节：健手击拍

将偏瘫手置于胸前，用健侧手掌从偏瘫侧肩部沿上肢外侧拍打至手部，往返进行 20 次。如衣服较厚，可握拳叩击。

第四节：组指上举

健手与偏瘫手十指交叉置于胸前，偏瘫手的拇指压在健手拇指之上，用健手带动偏瘫手用力前举或上举过头，直至两肘关节完全伸直，保持 10 s 后复原，重复 20 次。

第五节：环绕洗脸

用健手抓住偏瘫手使其手掌伸展，然后在健手带动下在脸部做顺向和逆向的模仿洗脸动作，重复 10 次。

第六节：半桥运动

双上肢伸展置于体侧，双下肢取屈髋、屈膝位，可用枕或由他人将偏瘫侧下肢固定，或将偏瘫侧腿跷于健腿上，然后尽量将臀部上抬使其离开床面，并保持 10 s，重复 5~10 次，注意动作过程中不应屏气。

第七节：抗阻夹腿

双下肢取屈髋、屈膝位，两足支撑于床面，由他人固定偏瘫侧腿的膝部，嘱患者将健腿内旋向偏瘫侧腿靠拢，同时由他人在健腿内侧膝部施加一定的阻力，以增强完成抗阻夹腿的力量,重复 20 次。

第八节:跷腿摆动

偏瘫侧腿被动屈髋、屈膝支撑,由他人固定偏瘫侧足于床面,健腿跷在偏瘫侧膝上,在健腿的带动下向左、右摆动髋部,活动中要求健腿对偏瘫侧腿起固定作用,重复 20 次。

第九节:直腿抬高

偏瘫侧下肢伸直抬高,使其与床面成 30°角,保持 10 s,也可用健腿托住偏瘫侧腿做直腿抬高,重复 5 次。

第十节:手足相触

用健手去触及健侧足背,重复 10 次。

第十一节:健足敲膝

用健侧足跟敲偏瘫侧的膝部,从膝下沿小腿外侧由上向下至足外侧,来回敲打 10 次。

第十二节:呼吸练习

在仰卧位下做缓慢的深呼气与深吸气运动。

(2) 中级医疗体操:通过强调偏瘫侧肢体的助力(自己活动＋他人帮助)或主动活动(自己活动),以打破活动中可能出现的偏瘫侧肢体不随意的、夸大的、以固定方式出现的运动形式,从而促进随意的、有屈有伸的、控制性运动形式的出现。主要适用于偏瘫肢体痉挛比较明显的患者。中级医疗体操共分 9 节,患者可在卧位或坐位下完成。

第一节:搭肩上举

偏瘫侧上肢向前上举,要求肘关节完全伸直,如力量较差,可用健手托住偏瘫侧上肢的肘部再作此动作;也可将健侧上肢向前平举,让偏瘫侧手掌沿健侧肩部向手部来回滑动,每个动作重复 10 次。

第二节:对角击掌

偏瘫侧上肢取外展上举位,掌心朝上,健侧上肢向前平举,让偏瘫侧上肢逐渐向健侧肢体靠拢,同时用力击掌,重复 10 次。

第三节:耸肩运动

双肩同时向前向上耸起,并做环绕运动、重复 20 次。

第四节:合掌夹

双手合掌置于额前,然后分别做两肘夹紧与分开动作,重复 10 次。

第五节:跷腿运动

健腿屈髋、屈膝支撑于床面,将偏瘫侧腿跷在健膝上,如偏瘫侧腿有伸直痉挛,要求患者将偏瘫侧腿取弯曲状态置于膝上和放下。完成上述动作有困难者,可将健腿取伸直位,然后偏瘫侧腿置于健膝或小腿上并放下,重复 10 次。

第六节:左右摆髋

双腿弯曲、靠拢支撑于床面,分别向左右两边摆动髋部,重复 10 次。

第七节:夹腿屈曲

双腿伸直靠拢,然后同时屈髋、屈膝,要求足跟紧贴床面移动,在充分弯曲后,双足抬起,双膝向腹部靠拢。如果偏瘫侧腿力量不足,则将偏瘫侧足置于健足上完成这一动作,重复 10 次。

第八节：单腿半桥

双腿伸直置于体侧，偏瘫侧腿屈髋屈膝，足撑于床面，健腿伸直抬高，使之与床面成 30°角，或跷在偏瘫侧膝上、用力抬臀、伸髋，并保持 10 s，重复 10 次。

第九节：抗阻伸肘

健侧上肢弯曲置于胸前，偏瘫侧手与健手对掌并用力前推，直至偏瘫侧肘充分伸直。要求健手给予相反方向的阻力，重复 10 次。

（3）高级医疗体操：主要适用于偏瘫侧肢体运动功能已大部分恢复，但精细和协调功能尚缺乏的脑血管意外患者。高级医疗体操共分 9 节，患者可在卧位或坐位下完成。

第一节：左右击锤

一侧上肢向前举，手握拳，拳心向上，另一侧手握拳，在体侧划圈去击打另一侧拳，然后交换动作，两边交替进行 10 次。

第二节：手膝相拍

双上肢置于体侧，下肢做屈髋、屈膝下的踏步活动，同时，交替举起一只手去拍打对侧膝部，重复 20 次。

第三节：手足打拍

双上肢伸直置于体侧，掌心向下，腕部紧贴床面，双手交替在床面上打拍，然后，双下肢弯曲，足跟紧贴床面，做左右足交替击拍动作，重复进行直至疲劳。

第四节：下肢划圈

双下肢足跟紧贴床面或地面交替做划圈动作，重复 10 次。

第五节：半桥踏步

在半桥运动的基础上，双下肢弯曲抬臀位下的双足交替踏步动作，重复 10 次。

第六节：侧位踏踩

取健侧卧位，偏瘫侧腿做模仿踏踩自行车的运动，或在坐位下踏踩固定型自行车，重复 20 次。

第七节：敲击跟膝

健腿充分伸直，偏瘫侧足跟从健腿沿小腿外侧至足外侧来回敲击，往返 10 次。

第八节：旋转屈伸

偏瘫侧下肢屈髋、屈膝，以足支撑于床面，将髋外旋放倒膝部，使腿外侧贴于床面，然后再做髋内旋使偏瘫侧腿回到开始时的支撑位，并伸直偏瘫侧腿，重复 20 次。

第九节：床边摆腿

偏瘫患侧腿取外展位，将小腿自然垂于床沿，然后进行膝屈伸的小腿摆动活动，重复 20 次。

注意事项：

（1）在完成体操的过程中，应配合有节律的呼吸运动，避免过度屏气造成的血压升高。

（2）患者应根据自己的体能循序渐进地从初级向高级体操过渡，不一定要做每级体操的所有动作,可一次选择其中的 5～6 个动作来完成。

（3）对于有高血压的患者,如收缩压高于 180 mmHg,或舒张压高于 110 mmHg,或血压波动较大者暂不做操。

（4）做操过程中,心率应控制在 110 次/min 以下,且保持注意力集中。

3. 日常生活活动能力训练,重点是由任务导向的上肢功能训练,包括上肢的主被动活动,手功能训练,以及单手穿脱衣服、鞋袜、进食等技巧训练。

4. 言语与吞咽训练:重点是改善患者交流能力和吞咽功能(根据患者情况选做)。

家庭中通过唇舌操等各项运动,锻炼患者口腔运动技能,提高神经系统的可塑性和修复能力,同时还能在一定程度上预防口咽部肌群功能异常引起的功能萎缩,促进吞咽器官的血液循环。加强舌肌、咽喉肌、咀嚼肌及颊肌的各项功能的锻炼,有利于其功能的恢复,提高吞咽反射的灵活性和吞咽运动的协调性,从而有助于吞咽中枢恢复,改善脑卒中后的吞咽情况。进食时指导患者选择合适体位,以 30°为宜,选择糊状黏性的食物,一口量可根据患者情况,从少量(1 mL)开始,逐渐增加,以不引起呛咳,每次最多不超过 20 mL 为宜。另应教育患者及家属,进食前后都要及时清洁口腔,这样可有效减少口腔致病菌可能引发的口腔溃疡及坠积性肺炎,利于口腔吞咽训练的开展和吞咽功能的恢复。采用冰棉签进行患者前腭弓部左右交替式摩擦,有助于刺激咽喉壁的敏感区域,增强吞咽中枢神经冲动传导。发声训练、空吞咽、咀嚼训练,可有效强化吞咽肌功能。

对于重度吞咽功能障碍行胃肠内营养管鼻饲的患者,提供的流质应能维持患者每日所需基本营养,结合直接和间接的吞咽训练,有效防止误吸及肺部感染。

5. 辅具使用:重点是学会使用辅助器具。包括助行器(如手杖)、踝足矫形器、生活辅助具等(根据患者情况选用)。

6. 教育患者及家属对脑卒中高危因素的认识:

（1）高血压是最重要的和独立的脑卒中危险因素,并且血压与脑卒中的发病风险呈正相关。

（2）心脏病包括心脏瓣膜疾病、冠状动脉粥样硬化性心脏病、心肌梗死、心房颤动等均是肯定的脑卒中危险因素,有效防治这些疾病可降低脑卒中的发生率。

（3）糖尿病是缺血性卒中的独立危险因素,糖尿病使缺血性卒中的患病风险增加 3.6 倍,高血糖可加重卒中患者的脑损伤程度。

（4）短暂性脑缺血发生愈频繁,脑卒中风险愈高,有脑卒中史者脑血管病的复发率较一般人群高 4 倍。

（5）吸烟可提高血浆纤维蛋白原的含量,增加血液黏度和血管壁损害,酗酒者脑卒中的发生率是一般人群的 4～5 倍,易增加出血性脑卒中的危险。

（6）高胆固醇血症与缺血性脑卒中发生关系密切。

（7）其他脑卒中危险因素,包括饮食不当(如盐量、肉类、动物脂肪等摄入量过高)、体力活动减少、体重超重、滥用药物口服避孕药;此外,还有高龄性别种族气候卒中家族史等。协助患者建立良好的家居环境,完善并提高自我行为管理,使患者通过疾病管理、康复管理、用药管理等自我行为管理,有效地做好二级预防,减少脑卒中复发。

第十一节　医院-社区-家庭三位一体的健康管理模式

在我国,脑卒中健康管理工作在各地市级医院纷纷展开,但是方法和模式各有不同。本节结合脑卒中健康管理发展现况、患者的健康需要、慢性病管理模式,从医院、社区、家庭三方面系统化地介绍健康管理实践模式。

一、脑心健康管理师工作模式

2009年,国家卫生部启动"脑卒中筛查与防治工程"。2010年正式成立"卫生部脑卒中筛查与防治工程委员会",由卫生部部长陈竺担任委员会主任。2014年更名为"国家卫计委脑卒中防治工程委员会"(以下简称脑防委),由国家卫生计生委副主任马晓伟担任工程委员会主任。2018年该组织进一步调整,由国家卫生健康委员会副主任王贺胜担任工程委员会主任。在10余年中,脑防委在全国脑卒中筛查和防治方面做了大量工作,取得了令人瞩目的成绩。

2011年,脑防委启动了国家重大卫生专项项目,建立和推行脑卒中防治体系,制订"关口前移、重心下沉;提高素养、宣教先行;学科合作、规范诊治;高危筛查、目标干预"的32字防控策略,在大力促进适宜技术不断发展的同时,提升区域卒中院前急救能力,加强卒中绿色通道建设,设立院内脑卒中预防/筛查门诊和随访门诊,同时重视卒中数据化平台的部署。

随着"健康中国2030"规划推进,全民健康理念走入千家万户。国家全民健康的理念融入各项政策的制定与实施,为全民健康素养的提升提供制度保障;同时加强对健康宣教资源的规范与管理,确保宣教资源科学性与规范性,推动模式创新,拓展宣传途径,提升健康教育效果,做好慢性病的防治和规范化管理工作。

2017年10月,脑防委在脑卒中防治工作的基础上,启动"卒中健康管理师项目"。卒中健康管理师基于卒中健康管理工作平台,通过患者筛查、院内教育、患者随访以及患教会等四个方面,对患者提供卒中风险评分、处方登记、床旁教育、出院嘱托、微信电话随访、专家热线绿色通道以及线下患教会等全方位"一条龙"的科学健康管理服务。

国内第一批接受脑心健康管理师培训的医院包括首都医科大学宣武医院、浙江大学医学院附属第二医院、华中科技大学同济医学院附属协和医院、苏州大学附属第一医院等。河南省人民医院、江苏省人民医院等高级卒中中心也在最初几批中得到培训,设置了专职的脑心健康管理师,实施对脑卒中患者的随访管理,为他们提供专业的医疗服务和全生命周期的健康服务。

通过规范化的卒中健康管理,实现卒中健康教育、危险因素控制、康复指导与随访的专业化、规范化,建立健全脑卒中全流程、全周期的一体化防治模式,增强患者对治疗和随访的依从性,降低卒中发病率和复发率。同时搭建良好的医患沟通桥梁,提高患者满意度,减少医患矛盾。

通过专职健康管理师的工作,患者可能掌握自我管理技巧,最大程度发挥其自我管理能力,调动主观能动性该模式实现覆盖全生命周期的主动的健康管理,形成院前"健康宣教和卒中高危人群筛查"、院中"就诊患者高危筛查及多学科联合干预"、院后"随访管理减少复发"的整体化防治体系实现"疾病治疗"向"健康管理"的转变,并全面提升各诊疗环节的有效衔接。

截至 2024 年 8 月,国家卫健委共举办"脑心健康管理师"培训班 24 期,培训学员 1 200 多名。他们就像希望的种子遍布祖国各地,在以脑卒中为首的慢病防治工作中,充分发挥作用,以点点之光、辐照大地之势,为健康中国贡献力量!

二、医院健康管理模式

健康管理是以现代健康概念和中医"治未病"思想为指导,运用医学、管理学等相关学科的理论、技术和方法,对个体或群体健康状况及影响健康的危险因素进行全面连续的检测、评估和干预,实现以促进人人健康为目标的新型医学服务过程。随着人类文明的进步和医学的高速发展,人类对健康的需求也越来越强烈,已经不简单地满足于"生病后治病",而发展成为"未病防病"的需求。

由于公立医院的重点仍然是疾病的治疗,在健康管理的实施中,大部分医院主要以治疗为主,而忽视了预防,导致了健康管理服务本质上有所偏差。而以脑卒中为首的慢性疾病当中,致病因素不是一蹴而就的,而是经过日积月累、点滴蓄积而成。这就导致一旦发病,治疗过程漫长、费用高昂、照料困难但收效甚微,给家庭和社会造成了沉重的负担。

国家脑防委通过全国流行病学调查和不断实践改进,在所有脑卒中筛查医院和卒中中心,推行脑卒中预防/筛查门诊和随访门诊。从就诊源头筛查出脑卒中患者或高危、中危人群,定向检查,针对可控危险因素,进行个性化干预,以期减少卒中发病或发病后的严重程度。达到收治入院标准的患者和急诊绿色通道收治的脑卒中患者,共同收入脑卒中单元/病区,做到专病专治、专病专护的精细化治疗,由脑心健康管理师全程管理,根据患者不同情况,协调营养师、康复师、心理咨询师,全方位关注患者健康。

在患者住院期间,脑心健康管理师和医生、护士等多学科团队通过多种形式的宣教,使患者了解卒中知识,树立战胜疾病的信心,增加遵医依从性。通过随访门诊,对已出院的患者进行随访,了解患者出院后康复及用药情况,并提供科学有效的健康指导和生活方式的干预,调动人们的自觉性和主动性,利用有限的资源来达到最大的健康改善效果,实现从变被动的疾病治疗转为主动的管理健康,达到节约医疗费用支出、维护健康的目的。

各层级医院间,全面推进分级诊疗和医联体建设,加大区域防控网络,依托卒中中心和脑卒中筛查与防治基地医院的主体作用,与区县二级医院、社区和乡镇医疗机构联合,做到层层转诊,全程规范、分工协作管理卒中患者。

三、基层医疗机构健康管理模式

在我国卫生服务体系建设中,慢性病健康管理服务内容早已加入我国基本公共卫生服务项目中,主要涉及疾病的筛查、健康体检、随访评估等。脑卒中是我国成年人致死、致残的首位病因,具有发病率高、死亡率高和复发率高的特点,预防和降低卒中后并发症发生,然后进行有效预防和治疗均是临床研究的重点问题。

基层医院作为医联体建设的重要组成部分,在脑卒中防治中起着至关重要的作用。首先,在上级医院的指导培训下做好当地脑卒中的筛查工作,早期发现卒中高危人群,积极进行干预跟踪。再者,做好脑卒中早期急救工作,快速优化院内早期急救系统,缩短脑卒中患者发病到接受治疗的时间,减少患者的致死、致残率,改善脑卒中患者的预后。最后,卒中患者恢复期转入基层医疗单位后,要积极进行康复治疗及追踪随访。

基层医疗单位应通过信息共享、教育准备、技能培训、心理支持、社区服务意识培养等方法,对将接诊的患者及其家属进行全面的评估和准备,尤其对于高龄脑卒中患者,评估的内容包括意识水平、精神状态、认知、言语、吞咽、营养、皮肤、心理、日常生活能力、疼痛、辅助和适应性工具、肢体运动、平衡评定、肌容积、骨密度、二便、心肺功能、内科合并症评定等方面。2016 年,AHA/ASA 指南建议,如果脑卒中患者未达到康复目标,仍应及时给予专业的康复服务,脑卒中后有效的康复治疗能够减轻患者功能上的残疾,加速脑卒中患者的康复进程,节约社会资源。基层医院可以组织多学科合作的医护团队进行早期康复,类似护理模式应延续至患者出院后的社区康复,并推荐出院时制定详细的个体训练计划,确保临床治疗和康复的连续性。同时指南强调,应对患者的护理人员(包括家属在内)进行培训和宣教,完整计划的制定需要有专业人员的监督,具体的康复内容包括:运动障碍康复、感觉障碍康复、吞咽功能障碍康复、构音障碍康复、失语症康复、认知障碍康复、心理障碍康复、日常生活能力和社会参与障碍康复。

四、社区家庭健康管理

脑卒中严重消耗医疗社会资源,患者存活者生命质量降低,给个人、家庭和社会造成了沉重的经济负担,成为社会关注的焦点。因此,脑卒中护理服务领域逐步从医疗机构向社区和家庭拓展,服务内容也从疾病临床治疗向健康管理等方面延伸。

我国于 1995 年引入长期照护服务的理念,目前对长期照护服务的研究尚处于探索和起步阶段,主要集中在护理、社会保障和公共管理等领域。我国失能患者的长期照护分为居家、机构和社区照护 3 种模式。居家照护是我国失能患者最主要照护模式,主要由家庭成员(配偶、子女和兄弟姐妹)或雇请的家庭保姆照顾。

家庭是实施慢病主动健康管理的基本单元,是落实家庭医生签约和开展慢病健康管理服务的基础。城市社区是慢病康复人群集聚地,是各级各类医疗卫生机构开展慢病健康管理的主战场。脑卒中患者社区—家庭联动健康管理模式,更强调构建以社区卫生服务中心为纽带,家庭实践为主体,进行防病与治病相结合的健康教育,从心理、生理、社会全方位整体评价指导个人,家庭和人群的健康促进,促使个体或群体改变不健康的行为和生活方式。

目前我国社区家庭健康管理仍处于起步和探索阶段。随着 2016 年国务院医改办《关于推进家庭医生签约服务的指导意见》的推出,家庭医生签约服务在我国已经陆续开展,并取得了较好的工作成效。目前,家庭医生签约服务主要依靠基层的社区卫生服务机构来开展,采取由家庭医生、社区护士、公卫医师(含助理公卫医师)等组成的家庭医生团队服务的形式,为签约居民提供六位一体的基本医疗卫生服务。由于卒中防治管理的长期性和复杂性,参照卒中中心建设的经验,应组建以家庭医生团队为主导的多学科协作团队来进行卒中的全程管理,团队中应包括神经内科、心血管、内分泌、急诊科、医学影像等其他专科的临床医师,还应包括康复科、营养科、心理/精神科、药剂科等专业医师/技师,此外还可包括医师助理、公卫护士、社会工作者、志愿者等,为签约居民提供及时、专业而综合的预防和治疗,随访指导。

实施健康管理的形式有定期入户随访和以"互联网+"为代表的信息化技术以及可穿戴设备、移动设备、人工智能辅助医疗等手段,能有效地实现远程卒中保健服务、患者病情监测与远程指导、康复指导等,从而使管理效率得到大幅度提高。

目前我国脑卒中患者不断增加,脑卒中防治工作是一项任重而道远的工作,而且要面对社区管理中仍存在诸多问题,因此对脑卒中患者开展有效的健康管理十分重要,将主动、全面、连续的卫生服务提供给患者极其重要。各类别、各层次医疗卫生机构应共同参与、有效衔接,构建立体化、全方位、多学科、多层次的卒中防治体系,从而减少脑卒中的发病率、死亡率、复发率及并发症的发生。

第四章 脑卒中防治的信息化管理

第一节 一般人群信息化管理

脑卒中的类型不同,其治疗方式也不尽相同,但都以预防为主,各国也不断对脑卒中的干预措施进行探讨和研究,特别是一些发达国家,由于采取了有效的干预措施,其脑卒中死亡率有明显的下降。随着世界经济、文化和科学技术水平的不断向前推进,卫生信息技术也进入全球化发展阶段,实现了卫生信息技术的数据共享、业务协同,科学而有效地监测对于脑卒中的预防评估有重要意义。高质量的疾病数据收集依赖于完善的疾病登记系统和成熟有效的监测体系,通过建立脑卒中登记系统,可建立相应的保健机制,对数据进行分析和共享,为相关防治策略的制定提供重要参考。

《"健康中国2030"规划纲要》指出,推进健康中国建设,要坚持预防为主,推行健康文明的生活方式,营造绿色安全的健康环境,减少疾病发生。要调整优化健康服务体系,强化早诊断、早治疗、早康复,坚持保基本、强基层、建机制,更好满足人民群众健康需求,并建立信息化支撑体系。为了有效逆转脑卒中的流行趋势及降低疾病负担,在借鉴国际脑卒中防治信息化支持策略及经验的基础上,结合国家脑卒中预防与救治服务体系建设及信息化建设工作的推进,通过信息化干预策略的制定和完善,建立了脑卒中高危人群筛查、干预和随访一体化系统对社区人群脑卒中发病进行有效的预防和控制。

脑卒中高危人群筛查、干预和随访一体化系统通过高危风险筛查、风险评估、随访干预等功能可以完成高效的数据上报、病例筛查、数据质控等。通过建立该平台,建立并完善由各级卫生健康行政部门及医疗和公共卫生机构共同参与的脑卒中防治工作网络体系;建立"纵向到底"、"横向到边"、"互联互通"、功能比较完备、标准规范统一、安全可靠的区域脑卒中患者筛查体系;以互联网大数据技术为基础,建立以筛查数据为核心的风险评估与分级管理体系;建立以市/区为单位的脑卒中高危人群筛查和干预平台,实现全市高时效、高质量的数据上传体系;通过集成平台,有效实现各级卫生主管部门对辖区内医院上传的数据质量进行监管、绩效考核、综合管理和卫生决策管理。系统功能主要有:脑卒中风险评估、风险评级、量表采集、风险干预、随访管理、数据审核、数据上报、干预人群管理、健康教育、规则管理、数据校验、数据分析、系统管理、运行监控。

第二节 院前院内信息对接

对于急性脑卒中患者来说,早识别、早呼救、早确诊、早救治十分关键。在时间窗内开展静脉溶栓治疗及血管内治疗(取栓)等是目前最有效的救治措施。一旦发生脑卒中,需要尽快到最近的卒中中心和脑卒中筛查与防治基地医院等具备卒中救治能力的医疗机构接受规范救治。卒中患者多存在起病急、病情重、疾病进展迅速、患者主诉不清晰等特点,疾病残疾与死亡风险高,故对卒中患者实施合理的急救流程极为关键。

建立院前院内一体化共享平台,打通院前院内,实现院前、院内信息互联互通,在院前能查询到患者在院内的救治记录,在院内能接收到救护车内患者的心电图、生命体征特征、院前医生对患者的等级测评信息、初步诊断、抢救现场音视频等信息内容,院前医生一键呼叫专家团队支持,做好患者到院前的抢救团队组建、抢救器材、药物等提前准备,患者到院后无需交接直接进入抢救。

一、院前院内信息对接的目的

院前院内一体化共享平台满足多种功能需求救护车通过移动网接入医院急诊系统,可实时与医院的专家进行信息沟通。

一方面,在急救车上安装 4G 网络,通过 APN 专网连接到院内网络,实现网络层面的安全连接,把心电图机、生命体征监护仪、车载视频监控等设备接入到医院内网中,随车医生通过车载移动设备,按急诊分级规则做好患者的分级工作,将重症患者的心电图、生命体征等医疗数据实时上传到院内,通过一键呼叫功能,请求院内专家团队协作指导抢救工作;院内专家团队可随时查看上述医疗数据,调用查看救护车内的音视频信息,下达抢救措施指令,实时指导随车医生有效救治。另一方面,急救车接到患者后,在车上通过对生命体征、情况指标等信息采集,在车上实现对患者的评级。根据评级结果,属于卒中患者需要院内转诊支持的情况下,通过一键呼叫功能,寻求院内专家团队支持,在急救过程中实现移动化记录,自动生成院前急救电子病历。

针对通过一键呼叫需要专家支持的患者,专家们在专家工作室中,调阅寻求支持的患者基本信息、生命体征数据、现场音视频信息、实时指导抢救过程,同时在院内有的放矢地组建抢救团队、准备药品器械、腾出抢救场地等必需的医疗资源,做好患者的接收准备工作,缩短患者到院后的交接、准备时间,极大提高抢救效率。

二、院前院内信息对接业务流程

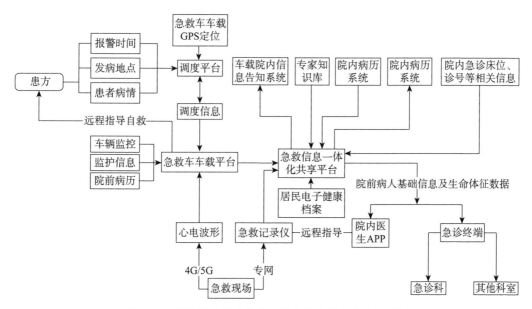

图 4－1　院前院内急救信息一体化共享平台业务流程图

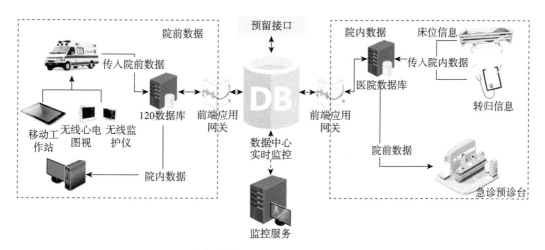

图 4－2　院前院内急救信息一体化共享平台业务逻辑

三、院前院内信息对接的方法

为实现打通院前院内跨机构跨系统之间的数据交换与共享工作,平台采用分布式架构,负载均衡,适配现有大部分应用系统接口通信协议,将数据通过自定义协议再次封包在数据源和目标节点间传输,通过 WEB 总控台管理数据交换共享服务的生命周期。总体技术上采用 Java、HTML、JavaScript 语言开发,关系型数据库和非关系型数据库结合作为数据存储方案,节点间采用 RPC 通讯;并通过 JUnit 和 Mock 作为系统功能验证手段;数据处理层,首先适配数据源系统接口或者数据库取得原始数据,之后通过设定的数据转换流程将数据规范化,满足目标节点数据结构(JSON,XML)等。

业务采用分层设计,从外到内分为业务基础建设层、业务数据交换层和业务应用服务层。其中,业务应用服务层支持目标人群使用移动终端 App 访问,医疗机构和各救治中心使用客户端访问浏览。业务基础建设层采用 Java、C/C++开发,使用 Tomcat 进行内容发布,负责接收和转发业务应用服务层的请求与结果,并存储关键认证信息和业务数据。位于医院外部到内部网络数据交换的中转区域,主要负责内、外网络数据的安全交换。

四、院前院内信息对接的数据管理

"互联网+"是服务观念的变革,重视服务体验是院前急救行业未来发展中不可忽视的重点。院前院内急救信息一体化共享平台引入"互联网+院前医疗急救"的新理念,采用云平台技术构建软硬件平台环境,以急救中心为主体,建立数据中心,实现数据的计算、储存、处理和共享。

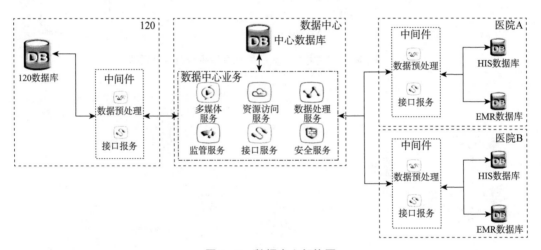

图 4-3 数据中心架构图

(一) 数据接口管理

1. 统一数据接口

以中间库方式实现院前院内数据交换,定义中间库的数据结构、各个字段等,所需字段包括:

(1) 患者基本信息——车辆 ID、患者 ID、现场地址、主诉、车辆状态、车牌号、分站、派单时间、年龄、姓名、联系电话;

(2) 患者体征信息——GCS 评分、体温、脉搏、心跳、低压、高压、血压单位、神志、左瞳孔大小、右瞳孔大小、对光反射、皮肤、黏膜、专科情况、发病时间;

(3) 卒中标记——是否卒中,是否胸痛,是否有创伤;

(4) 是否抽血,是否心电图检测;

（5）急救床位信息——总床位数、总剩余床位数、急诊抢救室剩余床位、观察室剩余床位；

（6）患者院内转归治疗小结——转归内容、主诉内容、检测内容、诊断内容、病情内容、诊疗内容；

（7）各类状态：绿道状态。

2. 院前数据上传

将院前急救信息、患者信息、生命体征信息、音视频信息等数据上传至数据中心，并在目标医院输出显示，供目标医院实时调阅和查看已上传的信息数据。

3. 院内数据上传

将院内反馈的急诊室救治信息、床位信息、医生信息、患者转归信息、手术室信息等数据上传至数据中心，在移动工作站中输出显示，供中心现有移动工作站调阅和查看院内上传的信息数据。

4. 接口配置管理

方便医院方实施人员进行快速配置及后续调整，将所有院内需配置的字段与接口方式显示在共享管理系统中（类似在线接口文档）。目前需显示的字段有：总床位数、总剩余床位数、急诊剩余床位、观察室剩余床位、床位更新时间、转归内容、主诉内容、检测内容、诊断内容、病情内容、诊疗内容等。

（二）建立前端应用网关

1. 通信协议

支持通信协议的解析和转发，包括 AS/XML 协议、SIP 协议、RTSP 协议、Web HTTP 协议、车载监控协议，以及医生平板、音视频、体征、车载监控视频等媒体流的双向转发。

2. 构数据库传输

适配各家医院异构数据库，通过适配异地异构的网络环境，向数据共享平台注册和转发各业务终端请求，并在成功处理后返回业务终端。

3. 适配服务

应用在各家医院的服务器上，包括：接收中心数据并传给医院，接收医院数据并回传中心；处理异构数据（双向处理）；处理增量更新数据，屏蔽时间跨度较长的增量请求；异常数据告警；去中心化，各家医院开发自己的接口适配方案；支持媒体流数据传输。

（三）建立集中监测管理系统

通过接入已经运行的后台服务、前台业务系统，检测有着错综复杂的依赖关系的多种服务，通过使用该系统检测各服务运行是否正常，并在异常出现的第一时间发出警告，通知管理人员干预，以确保系统运行回归正常状态。

1. 对中间库的监控

监控服务器运行情况，防止影响正常业务。实时收集并显示服务器相关参数，暂定有 CPU 使用情况、内存使用情况、服务器运行时间、当前用户数、服务器上次重启时间。

CPU 使用率超过 80％、内存使用率超过 90％、服务器重启时，启动提醒机制。

2. 对各家医院接口的监控

监控服务器的运行情况,防止其故障后影响正常业务。实时收集并显示各家医院的接口传输情况,包括该医院当天数据传输量、当天传输量占所有医院传输比例、接口通畅情况(是/否)、当天接口调用失败次数。

若接口通畅情况为否,且持续时间超过 2 min,启动提醒机制。

3. 对网络状况的监控

监控网络链路,防止出现故障后影响正常业务。检查服务器与内外网的连接情况、丢包率、延迟情况。断网超过 15 s 且无法重连,启动提醒机制。

4. 提醒机制

通过短信方式提醒相关人员故障信息,使其第一时间知道并尽快处理。对在 OA 中配置好的人员进行短信提醒,短信中须有故障设备/模块、故障原因、故障发生时间。

(四) 建立共享平台管理系统

1. 传输监控

移动工作站发出绿色通道申请,并在共享管理系统输出显示信息。

查看所有正在请求/正在传输/传输结束的绿色通道及详情,主要由一张 GIS 地图、传输列表、历史传输列表和部分功能按钮组成。其中,GIS 地图为静态地图,默认定位南京市。

传输列表包括:

(1) 医院列表——所有已对接的医院;

(2) 车牌号——在医院列表中,送往哪个医院就在哪个医院下面,显示车牌号。

车牌号关联患者信息包括:

(1) 患者姓名、性别、年龄;

(2) 患者主诉——电子病历中填写的主诉;

(3) 现场地址——患者呼救的现场地址;

(4) 车辆状态——前往现场、到达现场、接到患者、前往医院;

(5) 预计到达时间——预计到达的时间,格式为月、日、时、分。

历史传输列表中包括近 3 d 中已结束的所有传输包括:传输时间、车牌号、送往医院、传输结果(已完成、已中断)。

2. 院内数据集中显示

医院上传输入医院信息数据值数据中心,输出展示在共享平台。

显示各家医院的各项数据,包括:

(1) 各医院床位数据——以文字列表形式展示,包括全部床位、剩余床位,可通过剩余床位数进行升序/降序的排序操作。

(2) 送往各医院次数——以堆积柱状图形式展示,X 轴为各家医院,Y 轴为送往各医院的患者总数,柱状中使用不同色块表示病情类型的患者。

(3) 平均交接时长——以条状图形式展示,X 轴为各家医院的平均交接时间(s),Y 轴为各家医院。

各家医院床位空闲时长占比——以饼状图形式展示,360°为所有医院床位空闲的总时长,时长单位为分钟。

(4)心电传输次数——以百分比堆积柱状图形式展示,X轴为各家医院,Y轴显示传输次数,使用2中色块表示已传输和未传输。

3. 医院列表维护

管理所有接入平台的账号,以及院内的子账号,实现账号建立/起停,密钥重置。

4. 配置提醒接受人员

配置故障提醒时接收信息的人员的姓名及手机号。

(五)建立院内医生 APP

与现有业务系统配套使用,院内医生根据自己的账号密码,通过登录手机客户端,点击"车辆列表""患者基本信息"查看相应功能。

1. 车辆列表

移动工作站发出绿色通道申请,并在 APP 上输出显示信息,系统对申请进行回复,其在移动工作站和 APP 中输出显示。

可查看正在请求/已建立的绿道的车辆列表信息,点击"正在请求的车辆"可选择接受或拒绝。

2. 患者基本信息

建立绿色通道后,移动工作站会向院内传输患者信息,可在医生工作站输出展示。

可查看已经建立绿色通道的车辆传来的患者基本信息。包括患者姓名、性别、年龄、身份证号、联系人、电话、车牌号码、医生、发单时间、地址、主诉等信息。

3. 音视频传输

可查看现有移动工作站软件发回的现场视频信息,并通过手机自带的摄像头和麦克风与现有移动工作站软件进行交流。

4. 患者生命体征

移动工作站根据患者病情生成患者生命体征数据,对应的数据传到院内医生 APP,医生可在 APP 上查看。

第三节　卒中患者信息化管理——以早康为例

一、信息化背景

党中央、国务院各部门相继出台有关急危重症医学医疗建设的政策,随着医改的深化,特别是分级诊疗的推进,大型医院在急危重症救治,特别是急性脑卒中、急性心肌梗死等常见急症抢救方面的责任日益凸显。尤其是急诊医学中心精细化、现代化、智能化的急诊质量管理标准的普及,带来了急诊管理理念的迅速更新。卒中中心是由神经内科、神经外科、急诊科、导管室、介入科和影像科等科室在高度协同的规范化卒中诊疗单元。通过部署"无线心电系统"、医生一体机工作站等相关的设备,将医联体患者的生命体征信息通过远程通信系统(包括音、视频系统)实现与卒中中心的远程实时信息传输和会诊,进行远程帮助、指导,实行统一资源协调调度,形成多个卒中中心协同救治的网络。同时将院前急救与院内抢救无缝衔接、分级救治和协同救治并举,建立区域协同救治的新模式。

卒中中心和120、基层医疗机构等院内外急救体系合作,在医院信息化建设的基础上进行流程优化,实现提前获取院前的快速诊断,在院前与院内无缝衔接基础上的及时救治(绕行急诊),通过标准诊断流程降低死亡率,通过规范治疗避免浪费,改善临床预后,为患者提供更好的医疗服务。

二、系统架构

1. 建设目标

卒中急救管理信息系统,充分利用医院信息集成、物联网和移动互联网技术,自动监控绿色通道的运行,通过将临床质量测度和临床决策支持的方法紧密结合,将过程质量管理落到实处。可以对卒中急救流程进行数据搜集、流程监控、质量管理和持续改进,支撑多学科协作的一站式紧急医疗服务体系的高效运转。具体内容包括:

(1)通过数据采集和流程监控,实现流程管理:在知识库中定义卒中急救路径上的关键环节,通过系统数据对接和条码核对确认等方式采集关键环节的数据,形成时间轴,实现精细化的院内流程监控。并支撑卒中专病中心建设标准所要求的急救质控指标统计。

(2)通过决策支持和院内协同,落实质量改进:对卒中急救路径上的关键质控提出要求,对提醒规则进行编程,并与医嘱套餐、模板、评分标准和检查结果等联动,帮助医生护士防错,促进院内多学科协同。并对依从性进行量化分析,形成PDCA闭环,落实质量持续改进。

(3)通过临床智能和开放平台,推进区域协作:整合院前急救、院内急诊和专科诊疗数据,实现绿色通道执行过程的精细化管理,建立区域卒中大数据仓库,为将来的随访和科研工作的开展,以及以医院优势学科为核心的区域急危重症救治网络和医联体的建设,打下坚实的基础。

2. 建设思路

在知识库中,将标准化的卒中急救流程管理所需要关注的关键环节,定义成临床事件。在现有信息系统基础上,用系统自动对接、人工录入等方式,进行关键环节执行情况的数据采集,了解临床事件的实际发生情况,包括什么人(医护人员在当前系统上的登录)、对哪个患者(腕带条码)、在什么地方(室内定位)、做了什么事(系统操作记录)、做得怎么样(依从性)、结果如何(报告和病历)等。将临床事件的实际发生情况用时间轴的方式展现出来,实现诊疗流程的精细化管理。并在此基础上,统计质控指标,为质量改进提供依据。

根据专病急救中心的临床流程和质量控制要求,对关键环节的临床事件进行定义,以及对这些临床事件的数据提取方式进行整理。建设项目实际开展过程中,医疗质量评价和改进专员可以根据实际情况,对流程定义和数据采集方式进行增加、修改和调整,并定

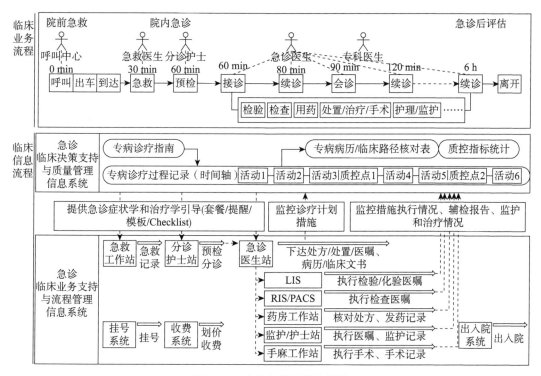

图 4-4　卒中急救整体流程图

期对系统中收集到的流程执行情况统计数据,开展回顾、讨论,分析原因并持续改进。

三、系统功能

卒中患者信息化管理系统以信息化、智能化手段缩短急救患者救治时间,提高救治效率为目标。整个系统设计都是以如何科学地缩短患者救治时间为设计理念的,包括患者在院前如何及时与院内进行信息共享,患者到院后如何优化院内急救流程,缩短救治时间等。对于脑卒中患者而言,时间就是生命,而信息化、智能化则是优化急救流程的"尚方宝剑"。针对脑卒中信息化业务需求,按照软件设计的标准规范进行系统功能设计,功能至少应包含以下内容。

(1)院前急救系统对接

急救医疗服务体系(EMSS)包括院前急救体系和院内急救体系,两者密不可分。院前院内信息共享平台以急救中心为主体,通过 Web Service 技术打通市急救信息共享平台与各医院急诊系统,在急救调度、院前急救和院内抢救之间搭建实时、智能、安全的双向信息通道。符合卫生部最新规范,可以实现院前救治与院内救治无缝连接,缩短救治时间,有效改善致残率、致死率和提高抢救成功率,助力脑卒中信息化建设和提高智慧医疗水平。

(2)院内急诊分诊系统建设

急诊分诊(或急诊预检分诊)是指在患者到达急诊科时快速予以分类的过程,其目标是在正确的时间、正确的地点对患者实施正确的医疗帮助。急诊预检即对患者进行分类，分类出科别、轻重，分辨出患者的病情，最后决定患者就诊的先后顺序。预检分诊是急救医疗服务体系中的重要环节，是抢救危急患者的关键。进行有效的预检分诊不仅对危重患者至关重要，也大大减少了急诊患者的等候时间，合理科学地分配医疗资源和医疗空间，可改善患者的救治效果。根据2011年卫生部发布的《急诊患者病情分级试点指导原则(征求意见稿)》，结合国际国内分类标准以及我国大中城市综合医院急诊医学科现状，急诊分诊系统应实现以下功能。

① 患者信息录入：患者可以通过医保卡、就诊卡等实现患者信息的快速录入，并通过与医院 HIS 对接，实现挂号功能。同时支持绿色通道、三无患者以及群伤患者的登记。

② 生命特征、生化指标以及心电图的自动采集：支持自动采集生命体征和生化指标，如血压、心率、肌钙蛋白等参数；支持患者急诊首份心电图的采集与分析。

③ 患者病情评分：支持病情评分，通过各评分标准自动对患者病情按轻重缓急做系统分级。支持 MEWS 评分、GCS 评分、创伤评分等评分规则。

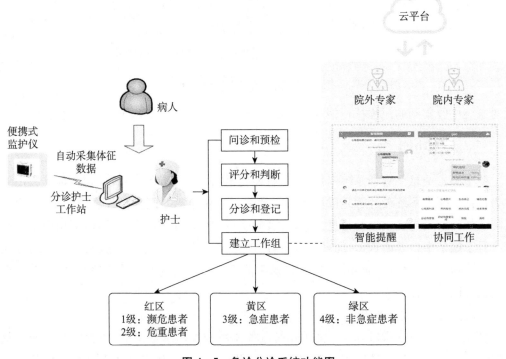

图 4-5　急诊分诊系统功能图

④ 判断依据知识库：提供病情判断依据知识库，医生可以按照患者主诉和判定依据的集合实现病情快速自动分级。

⑤ 分诊指标统计：系统可以按照四级患者比例、"三无"患者占比、患者分诊去向等参数实现各分诊指标统计，便于后期大数据分析。

⑥ 快速创建急救协同救治群：系统可以将患者信息、生命体征及首诊心电图、患者主

诉病情等信息上传至大急救平台,实现急救患者的快速创建协同救治群,便于协同救治患者与质控管理。

（3）医院全院时钟同步系统建设

时间对于急救患者意义重大,医院全院时钟同步系统建设保证了整个全院的各科室墙上挂钟、医生工作的计算机(PC),医生的手机、生命体征采集系统时钟的自动同步,使得全院的救治在时间上统一。

在急诊科分诊台、抢救室(ENCU)、导管室、神经内科 CCU 装子钟。在信息部门机房装母钟(GPS 卫星时间接收器),服务器、医生的手机上装网络时间同步软件。

（4）建立患者就医全程时间轨迹自动跟踪系统

在急诊科分诊台、抢救室(ENCU)、CT 室、X 光室、导管室、神经内科 CCU 装时间感应器,在急诊科卒中分诊台放蓝牙或者 RFID 手环等方式的患者身份标识,可以把患者到达医院急诊科分诊台、抢救室、神经内科 CCU、CT 室、X 光室、导管室就医全程的时间轨迹自动采集下来,避免医疗纠纷,同时可辅助后期医疗质量控制。

（5）卒中急救数据平台

卒中平台提供各应用信息系统的集成,包括急救支持系统、急救车跟踪系统、基于时空的院前急救电子病历系统、数据分析与挖掘系统。

该平台使用标准的接口编写,既方便扩充,也易于与医院现有的医疗信息系统(特别是电子病历系统)衔接。另外,该系统提供严格的权限管理和数据安全管理措施,在保证相关急救人员使用的同时,上级卫生主管部门可以依托卒中急救数据平台随时检查、统计、监管各医院的卒中急救机构的运营状况。

（6）实现信息共享、人机结合优化急救流程

当急救中心接到患者的呼救电话后,会根据急救网络地图,以及抢救现场患者生命体征信息以及音视频信息进行初步诊断和综合评估,就急、就近、就医院能力抢救患者。在整个救治过程要实现医护人员和系统设备的有机结合,优化流程、提高效率、减少浪费、降低费用。

结合信息化和引入人工智能的急救过程描述:

① 首次医疗接触,患者信息绑定,扫描腕带录入患者信息。通过扫码可以创建急救和查询急救。支持通过扫描身份证或者社保卡获得患者信息。

② 患者生命体征采集。支持扫描绑定心电图机、监护仪、便携式 B 超机等设备采集患者生命体征数据;可以通过扫码管理医疗设备数据,或者固定绑定方式无需操作绑定。

③ 医院值班人员收到急救消息,完善胸痛患者的病例信息,并在急救群组里面公开患者的病例信息。

④ 根据需要随时可以进行远程移动会诊,协同救治,创建多方视频会诊。可以自动分段上传语音;专家主任可选择"隐身"防止被干扰。

⑤ 转诊管理:基层医院填写转诊申请单,向中心医院提出转诊申请;中心医院收到转诊通知,查看患者病历信息,接收和拒绝转诊。转诊管理旨在建立规范的转诊体系、提高转诊质量,同时对转诊救治案例数据进行深度挖掘,改善管理措施,进一步提高患者的救

治率。转运过程中救护车上胸痛患者生命体征信息和音视频信息实时传送给中心医院，参与救治的专家可以随时随地掌握胸痛患者转运情况。

⑥ 中心医院接收卒中、胸痛、创伤急救患者，医护救治过程中的沟通记录，医疗事件，以及发生的时间和空间数据全部留存平台系统。包括和120调度系统，以及院内系统的互联互通的数据信息。

⑦ 利用人工智能进行预警提醒、实时质控，对数据进行质控分析，提高救治效率，减少浪费。

⑧ 患者信息综合管理，以产生救治时间为轴，实现患者救治过程信息全过程记录留存，展示急救全过程视图。

（7）区域卒中急救功能

为每个基层医院配备一个卒中急救包，和一个一体机工作站（含无线上网卡），可以将抢救现场的生命体征、视频和医学影像传到中心医院卒中中心，实现基层医院现场抢救，中心医院卒中中心专家实时远程支持。同时为每台救护车配备一个卒中急诊包，可以将抢救现场的生命体征和图像传到中心医院卒中中心。救护车上还装载了GPS和远程音视频传输系统，中心医院可以随时了解救护车的位置、救护车上患者的生命体征及视频图像，患者进入救护车就相当于进入了急诊NICU，通过院前急救人员与院内专家的实时协同救治，大大提高危重患者转运的安全性。

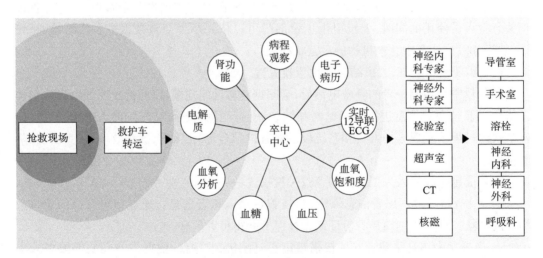

图4-6 卒中中心架构图

（8）院后康复与健康教育功能

通过采用信息技术实现对社区医院和家庭病房的远程监护是一个发展方向。通过在基层医院或家庭提供能实时传输患者生命体征的设备，可大大提高针对术后脑功能改善状况的监控，这样可以缩短患者在中心医院的住院时间，增加病床周转率，同时将医院的服务范围扩展到社区和家庭。同时加强对社区和患者的教育，可以缩短从发病到就诊的时间，有效地进行一、二级预防与健康干预。实现以卒中急救为切入点，以卒中中心数据中心为依托,进行个人健康监护、家庭健康管理、疾病群防群治,建设社区卒中急救预警系统。

（9）卒中早期筛查机制

基于区域协同急救网所建立的统一信息平台,网络医院能够将患者或疑似患者的进一步检查结果直接快速共享给中心医院,其中包括 CT 及神经系统检查信息、颈动脉超声影像、肌钙蛋白指数在内的血气指数、基于运动平板的 12 导联心电实时传输数据,中心医院专家可帮助网络医院快速诊断,筛查出卒中高危患者并进行重点监控,降低没有被筛查出的高危患者的发病风险。

四、讨论与思考

随着人工智能应用也在各个医院深入开展,充分利用医院信息集成、人工智能、物联网和移动互联网技术,自动监控绿色通道的运行,通过将临床质量测度和临床决策支持的方法紧密结合,将过程质量管理落到实处。可以对急救流程进行数据搜集、流程监控、质量管理和持续改进,支撑多学科协作的一站式紧急医疗服务体系的高效运转。建设基于医护患一体的急诊信息化平台是落实国家医改精神、切实改善患者就医感受、提高整体救治率、提升社会满意度的重要举措之一,通过信息化手段,整合区域内多学科资源,优化区域协同救治体系,推动区域联动,打通急救中心绿色通道,将患者在最短时间内送至急诊多中心,提供精准诊断、危险评估和恰当的治疗手段,提高早期诊断和治疗能力,真正地通过技术手段为患者健康保驾护航,是目前急诊信息化建设的主要趋势。

在人工智能应用中,可借助人工智能心电诊断,120 随车医生可将患者的心电图实时上传到院内,通过调用 AI 心电诊断算法,将诊断结果实时回传给 120 心电设备端,以弥补部分 120 随车医生心电诊断能力不足的问题。随着 AI 心电诊断准确率的不断提升,未来可以以 AI 心电诊断为中心,辐射整个区域心电诊断领域。

在物联网层面,患者到院在分诊时为患者佩戴手环,通过 RFID 自动客观地记录患者流转记录,例如进入 CT 室时间、溶栓取栓时间等,虽然有效提高后期医疗质控管理效率,但目前还无法精准获取 CT 扫描开始时间,CT 扫描完成时间等,下一步需对各个质控点的时间进行精准计算。

实现基于人工智能的脑卒中信息管理系统,就是要信息自然地在整个业务流程中流转,同时在质量上能够有所保证。通过搭建院前急救平台、医联体急救平台和区域平台,在各种标准和国家政策支持下,利用"互联网＋"、大数据、人工智能等技术,最终提升急诊脑卒中患者的整体救治率。

五、案例:早康人群数据库

针对脑卒中的高致残率的特点,由中华医学会神经病学分会、中华医学会神经病学分会神经康复学组和中华医学会神经病学分会脑血管病学组共同制定了《中国脑卒中早期康复治疗指南》,是根据脑卒中康复评定与治疗的最新循证医学进展,按照简单实用的原则,指导我国综合性医院推广普及脑卒中早期康复,达到有效降低致残率的目的。

建立脑卒中数据库,收集科学研究信息、获得卫生和资源配置规划的流行病学数据、反馈评估和医疗质量,从而系统地评估治疗和治疗结果。

1. 患者入院登记

脑卒中患者一旦进入医院后即进入临床路径管理,首先做好基础登记,包括基本信息、一般情况、既往史、临床体征、Glasgow 昏迷量表评分、美国国立卫生研究院卒中量表(NIHSS)评分,实验室、影像学检查及特殊检查结果,治疗药物及入院诊断。列入观察的危险因素包括:年龄、性别、吸烟、饮酒、高血压、糖尿病、高脂血症、短暂性脑缺血发作(TIA)病史、脑梗死病史、房颤、甘油三酯、总胆固醇、低密度脂蛋白、高密度脂蛋白、血尿素氮、血肌酐、血尿酸、谷丙转氨酶等,为建立早康人群数据库积累第一手资料。

2. 数据库采集分类

(1)患者信息:基本信息、住院信息和联系方式。

(2)入院前信息:发病情况、个人史、既往史、家族史和入院前用药史。

(3)临床信息:患者主诉、卒中亚型、住院治疗和并发症以及各类卒中相关因素分类等。

(4)病程记录:病程时间和其对应具体的病程内容。

(5)化验项目:生化全套化验、凝血全套化验、血常规化验以及其他相关化验类型。

(6)辅助检查情况:检查类别,检查时间,检查内容和检查结果。

(7)营养评估:用餐情况、体格检查、人体测量、实验室检查。

(8)康复评估:认知功能、言语功能、吞咽功能、运动功能、感觉功能、肌力、肌张力、疼痛、平衡和协调、步行能力、辅助器具适配、日常生活活动能力等、改良 Rankin 量表(modified Rankin scale,mRS)。

(9)康复治疗:介入时间,体位及姿势控制、体位转移、臀桥及核心稳定、四肢运动促进及控制、坐位平衡、站位平衡、步行及分解训练、ADL 训练及环境适应训练、言语训练、吞咽训练等。

(10)健康宣教:卒中相关科普知识,危险因素控制,常见诱因及发病先兆表现,医疗体操。

(11)随访信息:mRS 量表。居住地点:家庭/康复医院/社区医院/养老院或其他机构。日常生活:独立/基本自理/半失能/失能。运动情况:运动方式、持续时间、间隔时间。回归情况:是否复发(是/否)、复发时间、是否死亡(是/否)、死亡时间以及死亡原因等。

建立卒中患者早康人群数据库,可以使我们更好地了解卒中的疾病特点及治疗措施,科学地获得卒中的危险因素及疗效评估,针对不同地区的脑卒中各级危险人群,开展相对应的宣教、指导和康复干预。一方面可以在数据库的指导下对卒中及高危人群进行防治,另一方面,在实践中将进一步改进、完善并丰富数据库,从而形成一个动态化、立体化、区域化及个体化的脑卒中防控体系和治疗体系,从而更好地降低脑卒中的发病率和复发率,为人民的生命健康保驾护航。

第四节　脑卒中患者随访管理

一、概述

随访是指医院对曾在医院就诊的患者以通讯或其他的方式,定期了解患者病情变化和指导患者康复的一种观察方法,是临床及科研工作开展的重要组成部分,可以有效地反馈患者治疗效果出院后信息。有效地随访能促进患者积极参与力所能及的活动,增强患者体力活动能力、稳定情绪,提高患者自我效能和自我管理能力,从而改善患者的健康状况和生活质量,尤其对于慢性疾病、康复期较长的患者更有意义。随访服务使医疗护理服务延伸到患者出院后,实现院内外健康教育活动一体化,避免患者从医院过渡到家庭的脱节。同时为患者提供了必要的心理支持,帮助患者建立有效的社会支持系统,促进患者全面康复。有助于控制诱发疾病的危险因素,达到二级预防水平的作用。并拓宽医疗护理服务的范畴,满足患者对医疗护理服务的需求,提高患者满意度。随访服务还可提升医护人员在患者心中的地位和形象,增进了医患、护患关系,能为医院带来良好的经济和社会效益。

《国务院关于实施健康中国行动的意见》中指出,要加快推动卫生健康工作理念、服务方式从以治病为中心转变为以人民健康为中心,加强早期干预,为全方位全周期保障人民健康、建设健康中国奠定坚实基础。脑卒中作为我国第一位死亡原因,也是中国成年人残疾的首要原因,具有发病率高、死亡率高和致残率高的特点。除了院前及院中的救治,院后随访对疾病的康复也起着至关重要的作用。

然而,传统的随访方式严重制约了患者随访的发展,同样也困扰卒中患者随访。第一,传统的随访通过手工登记本等简单方式进行患者随访计划的管理,该方式复杂容易出错,患者人数增多以后容易混乱,管理难度大。第二,传统随访方式主要是人工通过电话、短信、信件、邮件和面访等方式进行的,随访结果大多数通过手写纸质或借助简单工具记录的方式进行,然后再次登记至 Excel 或者 Eipidata 等数据录入软件中。随访的数据收集和登记复杂、容易出错,数据也无法得到充分利用。第三,传统手动开展的随访工作量巨大,但是成效低。并且大部分医疗机构的随访工作未设专人完成,随访工作还是由医护人员来兼职完成。我国是人口大国,医护人员资源短缺的问题在我国一直存在,繁重的工作不断影响着医护人员的身心健康。在这样的环境背景下,医院随访工作无疑是给医疗工作者造成了更多的负担,大大消耗着他们在医疗工作方面的时间和精力。因此,医护人员无暇顾及医院随访,随访工作开展敷衍、执行效果差,随访的真实性无法得到保障。卒中是一种慢性非传染性疾病,需要管理的随访患者会随着时间的推移逐渐增多,指导进入的患者和失访的患者达到平衡。因此,卒中患者随访人员的压力大,有必要建立随访平台,对卒中随访工作进行信息化管理,这也是所有疾病随访工作的趋势。

随访方式包括门诊随访、电话随访、家访、短信或微信随访、电子邮件随访、信函随访等,以电话随访及门诊随访为主。为贯彻《国务院办公厅关于促进"互联网＋医疗健康"发展的意见》，还可以通过线上申请、线下服务的模式为卒中患者提供服务。

二、信息化随访系统构建

传统的电子表格式随访登记模式已经无法满足当前随访工作的需求。为适应"健康中国"规划和进一步深化医改的要求，顺应大数据、大卫生、大健康时代的到来，建议所有脑卒中患者均建立住院期间健康档案，出院后定期随访，记录患者动态的健康状况，为全流程的健康咨询服务及健康指导提供帮助。因此，需要借助信息化手段，建立脑卒中专病随访系统，规范开展脑卒中随访工作（如图4-7）。

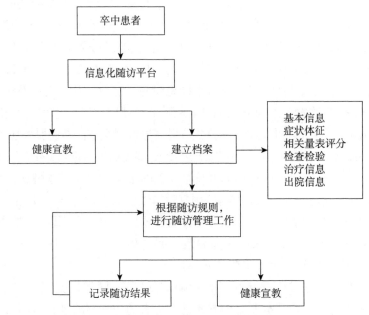

图4-7 脑卒中专病随访系统

信息化随访平台应与医院智慧一体化医疗平台（intelligent and integrated healthcare，IIH）、实验室信息系统（laboratory information system，LIS）、医学影像归档和通信系统（picture archiving and communication systems，PACS）等系统进行对接，自动获取并导入患者信息。同时，系统应具备以下功能：

1. 患者档案：包括患者基本信息、病史信息等基本资料，页面可展示患者历次门诊诊疗、住院、检查等信息，以及患者录入或通过相关设备检测血压、血糖、心率等指标数据。

2. 提醒功能：系统有根据预先设置的随访规则，提醒随访人员按时进行随访工作的功能，保证随访及时性，避免遗漏。

3. 知识库：系统提供健康知识宣教库、随访表单库、随访规则库、提醒短信库等不同类型的知识库供医务人员使用。

4. 表单导出功能：录入表单的信息均可通过表单形式进行导出，供临床科研使用。

5. 医患沟通通道：针对脑卒中这类需进行长期随访管理的患者，系统可设置并提供医患沟通通道，以便患者进行健康咨询。

6. 统计功能:随访系统应具有对随访工作量、随访表单、健康宣教内容发送及阅读、短信发送等进行统计,并通过图标形式展现,便于考核及数据分析。

三、脑卒中患者随访项目

(一)卒中危险因素随访管理

如本书概述章节内容所述,卒中危险因素分为不可干预性和可干预性两类,不可干预性危险因素包括年龄、性别、种族、遗传因素等。可干预性危险因素是卒中预防主要干预的危险因素,包括高血压、糖尿病、血脂异常、心脏病、吸烟、酒精摄入、饮食、超重或肥胖、体力活动不足、心理因素等。这些可干预的危险因素,仍然是患者出院后面临着发生卒中或再复发的“元凶”,通过合理的健康指导和对危险因素的干预,是降低脑卒中复发的根本措施。

(二)卒中后并发症随访管理

1. 血管再闭塞:血管再闭塞是急性缺血性卒中血管内治疗常见并发症,再闭塞和临床症状恶化相关,早期再闭塞,预示远期预后不良。可能与血栓分解或血管内皮损伤后脂质核心的暴露血小板被激活聚集、围手术期抗血小板药物使用不充分或抗血小板药物抵抗有关。

2. 癫痫:缺血性脑卒中后癫痫早期发生率为 2%~33%,晚期发生率为 3%~67%。《中国急性缺血性脑卒中诊治指南 2018》指出:孤立发作一次或急性期痫性发作控制后,不建议长期使用抗癫痫药物。卒中后 2~3 个月再发的癫痫,建议按癫痫常规治疗进行长期药物治疗。卒中后癫痫持续状态,建议按癫痫持续状态治疗原则处理。

3. 肺炎:约 5.6% 卒中患者合并肺炎。现有研究表明高龄、吞咽障碍、既往心肺疾病史、吸烟等均是卒中相关肺炎的危险因素,误吸是主要原因。肺炎也是卒中患者死亡的主要原因之一,15%~25% 卒中患者死于细菌性肺炎。因此正确的体位管理和营养支持方式、口腔护理、呼吸肌和吞咽功能的锻炼、手卫生及规范的操作均可降低肺炎的发生率,必要时遵医嘱给予药物干预。

4. 深静脉血栓形成及肺栓塞:深静脉血栓(deep vein thrombosis,DVT)和肺栓塞是卒中后数周内非常严重的并发症,肢体活动障碍、卒中严重程度、感染、脱水等均是卒中后形成深静脉血栓的危险因素。目前临床上常用的预防脑卒中患者 DVT 的方法有:早期下床活动、踝泵运动、弹力袜、间歇气动压力装置等。

5. 营养不良:卒中后由于呕吐、吞咽困难可引起脱水及营养不良,卒中患者营养状况与预后密切相关。可使用营养风险筛查量表(如 NRS-2002)尽早予以营养风险筛查,必要时给予补液和营养支持。可耐受肠内营养患者首选肠内营养,包括经口和鼻饲(鼻胃管、鼻肠管及胃造口),不能耐受者选择部分肠外营养或全肠外营养。

(三)卒中后症状的随访管理

1. 运动和感觉障碍:卒中患者约有 50% 存在感觉功能损害,70% 存在运动功能损害,且感觉、运动功能损害常常是并存的。这不仅影响日常活动能力,还对其生活质量有着不同程度的影响,因此需对患者肢体功能和偏瘫情况进行综合评估,由康复医生制定适用于患者的肢体功能康复方案。

2. 吞咽障碍：吞咽障碍是卒中患者的常见症状，发生率为 22%～65%。卒中患者应在入院 24 h 内进食或饮水前进行吞咽障碍筛查。《中国脑卒中早期康复治疗指南》中提出：饮水试验可以作为卒中患者误吸危险的筛查方法之一，有饮水试验阳性临床检查结果的患者应使用视频 X 线透视吞咽检查（VFSS）或者纤维内窥镜吞咽功能检查（FEES）进一步检查，并由专业康复师及康复护士进行吞咽功能训练。

3. 语言障碍：语言障碍是脑卒中后患者脑部语言区域不同程度的损害，可导致患者听、说、读、写等各方面语言交流障碍，影响患者与其他人的交流能力，从而影响患者的家庭生活、社会生活和职业能力。准确判断患者失语类型，并由语言治疗师及语言康复护士共同制定康复训练方案并实施，促进患者语言交流能力的改善。

4. 认知障碍：认知障碍是卒中后常见表现，给患者、家庭、社会带来了沉重的负担。近几年，随着卒中及其相关认知障碍研究结果的陆续发表，卒中后认知障碍越来越受到重视。卒中后认知障碍可用简易精神状态检查（MMSE）、蒙特利尔认知评估量表（MoCA）、简易认知评估量表（Mini-Cog）进行筛查。并由专业的医生进一步行认知障碍的详细评测和制定治疗措施。

5. 排泄障碍：卒中后排泄障碍包括排尿障碍、排便障碍及排汗障碍，可用于预测卒中后功能预后。排泄障碍会增加感染的概率、延长住院时间、增加住院费用、影响患者转归，还会严重影响患者的心理健康。因此，正确的诊断和处理卒中后的排泄障碍，才能提高患者的生存率、改善其生活质量。

6. 情绪障碍：脑卒中后情绪障碍主要包括脑卒中后抑郁（PSD）、脑卒中后焦虑（PSA）、脑卒中后焦虑抑郁共病（PACAD）、脑卒中后情绪失衡（PSEI）、脑卒中后愤怒倾向（PSAP）等。情绪障碍已成为脑卒中患者共性的心理问题，可发生在急性期和康复期的任何阶段，不利于患者的治疗及康复。因此，脑卒中后应评估患者的心理状态，对存在焦虑、抑郁症状的患者应由心理科医生进行测评并进行相应的干预及治疗。

四、脑卒中患者随访路径

目前国内外尚无大型研究平衡患者需求及成本效益的随访方案。通过查阅国内外相关文献及指南，结合临床经验，依据临床路径制定脑卒中患者从入院至出院后的随访路径（如表 4-1）。

表 4-1　急性缺血性脑卒中随访路径

随访时间	服务内容	关注点
静脉溶栓或取栓当天	建立专病档案：收集患者基本信息、既往病史、用药史及特征时间点等	a. 神经功能及瞳孔变化 b. 血压的变化及控制 c. 呼吸节律变化 d. 吞咽功能评估 e. 是否合并心、肺、肾、肝等疾病
	健康宣教	
	评估：术后即刻 NIHSS、GSC 评分、头颅 CT、洼田饮水试验、Barthel 指数	
	完善实验室检查	

随访时间	服务内容	关注点
静脉溶栓或取栓后 1 d	评估 24 h NIHSS 评分、GSC 评分	a. 出血转化 b. 梗死面积大小，水肿情况 c. 神经功能及瞳孔变化 d. 新发部位栓塞 e. 血压的变化及控制情况 f. 应激性溃疡 g. 对比剂过敏及对比剂肾病 h. 饮食依从性 i. 服药依从性 j. 戒烟限酒依从性
	复查头颅 CT	
静脉溶栓或取栓后 3～5 d	房颤筛查	a. 是否合并大面积梗死，占位效应情况 b. 脱水剂的使用及是否需去骨瓣减压 c. 抗凝药物的使用 d. 神经功能及瞳孔变化 e. 血管再闭塞 f. 应激性溃疡 g. 营养支持 h. 血压的监测及控制 i. 合并心、肺等疾病的治疗 j. 压力性损伤及深静脉血栓形成的预防
	超声心动图	
	复查头颅 MRI 及 MRA	
出院时	出院时 NIHSS、出院时 mRS 评分、洼田饮水试验、Barthel 指数、认知障碍筛查	a. 饮食方案的指导 b. 抗血小板药物的使用及注意事项 c. 抗凝药物的使用及注意事项 d. 调脂药物的使用及注意事项 e. 康复训练的指导 f. 针对脑卒中病因治疗情况
	出院用药情况、临床事件评价、患者去向	
	康复治疗、健康教育个性化健康干预方案(包括饮食、运动、心理情志等)、进行针对性的健康指导并全程跟踪管理	
	日常生活能力(ADL)评定量表、改良的 Hachinski 缺血量表、汉密尔顿抑郁量表、汉密尔顿焦虑量表	
出院后 3 个月	mRS 评分、创伤后成长量表、脑卒中综合随访表单、日常生活能力(ADL)评定量表、认知障碍筛查	a. 高危因素控制情况 b. 饮食、运动依从性 c. 服药依从性 d. 戒烟限酒依从性 e. 复诊依从性 f. 心理调整 g. 卒中发生或再复发 h. 健康指导
	复诊,可能涉及的检查:血常规、血生化、凝血功能、CT、MRI 等(实际复诊时间及复诊项目以医生医嘱为准) 复诊提醒:建议返院	
	个性化健康干预方案(包括饮食、运动、心理情志等),进行针对性的健康指导并全程跟踪管理	

随访时间	服务内容	关注点
后续每3个月	mRS 评分、创伤后成长量表、脑卒中综合随访表单、日常生活能力（ADL）评定量表	a. 高危因素控制情况 b. 饮食、运动依从性 c. 服药依从性 d. 戒烟限酒依从性 e. 复诊依从性 f. 心理调整 g. 卒中发生或再复发 h. 健康指导
	复诊提醒：建议返院复诊，可能涉及的检查：血常规、血生化、凝血功能、CT、MRI 等（实际复诊时间及复诊项目以医生医嘱为准）	
出院后12个月	mRS 评分、日常生活能力（ADL）评定量表	a. 高危因素控制情况 b. 饮食、运动依从性 c. 服药依从性 d. 戒烟限酒依从性 e. 复诊依从性 f. 心理调整 g. 卒中发生或再复发 h. 健康指导
	复诊提醒：建议返院复诊，可能涉及的检查：血常规、血生化、凝血功能、CT、MRI 等（实际复诊时间及复诊项目以医生医嘱为准）	
后续每12个月	mRS 评分、汉密尔顿抑郁量表、汉密尔顿焦虑量表	a. 高危因素控制情况 b. 饮食、运动依从性 c. 服药依从性 d. 戒烟限酒依从性 e. 复诊依从性 f. 心理调整 g. 卒中发生或再复发 h. 健康指导
	复诊提醒：建议返院复诊，可能涉及的检查：血常规、血生化、凝血功能、CT、MRI 等（实际复诊时间及复诊项目以医生医嘱为准）	

第五节　卒中患者院后干预信息化

随访信息化工作目前已经在医疗机构中得到应用并取得一定成效，这将会大大提高随访的效率和随访服务的质量。对于卒中患者随访的信息化来说，还有赖于医院的信息化基础和能力。医院检查检验结果、患者基本信息、诊疗信息等诊疗信息的互通，高等级的电子化病历才是提高医院随访信息化质量的基础。因此，加速推进医院信息化总进程才是做好卒中随访信息化的唯一捷径。

卒中随访的信息化应该从两个方面出发：首先就是契合卒中患者随访实际临床需求，第二个就是切实减少随访工作人员的实际工作量。经过许多循证医学的研究论证，卒中患者随访计划已经逐渐标准化。但是，在实际使用当中，还是应该根据情况进行更详细的规划，例如：需要配置哪些基础信息，随访表单的具体内容，随访基线日期的确定和详细的随访计划等。

一、患者管理

在随访信息化的进程中通过自动化的方式进行随访,以及患者随访信息的自动化采集是随访信息化的最基本功能。卒中患者管理是整个随访过程中最烦琐、最困难的部分,包括自动化患者入组和自动化随访排程两个方面。自动化患者入组是根据各随访组的入组标准筛选患者并自动添加到信息化随访平台中进行管理。自动化入组需要临床科室提供相应的筛选标准,从中提取关键词,并确定准确定位和识别关键词的位置(病历首页、病程记录、手术记录等)。而对于医院,则需要提供可识别的医疗记录,供随访平台进行识别。卒中患者是需要长期随访的,因此随访的信息化需要具备全自动排程功能。一般来讲相同的卒中组的随访项目,每个患者的随访计划都是相同的,随访平台需要根据随访项目个性化自动化排程,到期自动提到随访日程。

良好的自动化患者入组和排程,可以为自动化宣教和患者复诊管理提供支持。根据基线日期计算时间,提前给需要定期复诊的患者发送信息或者拨打电话提醒患者至医院复诊。随访平台应该具备维护图文、音频和视频等不同方式宣教信息的功能。基于自动化入组的关键词识别,可以从患者随访信息中识别患者情况,根据患者状态自动发送对应的宣教信息。

二、表单配置

对于卒中患者的随访平台来说,专业的灵活的表单配置功能是必不可少的工具。随访平台的用户可以通过简单的操作进行自定义灵活配置个性化表单。表单配置器需要满足单选、多选、问答等各种题型,可设置异常提醒、设置关联宣教、支持逻辑跳题、分值自动计算、内容自动填充等。

三、知识库管理

良好的随访平台,应给用户提供包括随访表单、宣教信息和提醒信息的管理功能。用户可以提前配置模板,可以根据随访计划随时调用。

四、数据采集

随访数据的采集是卒中患者随访工作中工作量最主要的体现。不同的随访方式以及相对应的数据收集方法直接影响着随访人员的工作量。拿电话随访来说,随访人员需要提前打印随访表单,并在拨打电话时在纸质表单中进行记录。随访结束后再将纸质表单上的信息登记至 Excel 表中或者专业的表单登记器,工作量巨大。在建立卒中患者随访平台时,需要根据该环节的困难点设计相应功能。对于发送的电子表单(微信、短信等)应该实现患者填写后自动采集和保存。对于电话随访来说,应提供界面让随访者随时填写,并自动保存。

此外,随访过程中经常需要查看患者的医疗情况,填写患者所在医院的医疗数据。随访平台需要与医院的各医疗系统对接,实现医疗数据的实时门诊、在院、出院患者的列表及患者检查、检验、手术、医嘱等医疗数据的实时抓取。为随访人员提供综合患者综合视图随时查看的界面，方便随时了解患者情况。

五、数据查看及导出

随访数据是医务人员最为关心的部分，长期积累的随访数据是科研成果产出的重要来源。随访平台需要配置灵活的简单的界面，例如：灵活地根据随访项目、时间、患者等进行数据提取方便直接使用和分析。另外，要提供院内其他科研数据的抽取接口，与随访数据进行联合导出，提高数据的利用率。

六、质量管理统计

除了随访数据的查看，随访平台还应建立随访质量管理考核指标的统计界面，统计随访工作开展的质量情况，包括：随访回复率；患者对随访人员的服务满意度；随访及时完成率；异常信息处理率；异常信息处理及时率等等。质量管理指标的及时管理，有利于及时发现卒中患者随访工作中存在的问题，及时改进，提高随访质量。

七、数据安全管理

随着信息化的不断加速，数据安全问题也不断凸显。医疗数据私密性强，在使用的时候需要特别注意数据安全问题。随访平台自动化过程一定要在数据安全得到保障的基础上进行，数据的采集和保存应该标准化和私有化。在医院对数据安全没有绝对能力进行保护的情况下，建议随访平台基于院内网络部署，并将所有随访数据保存在院内应用服务器。

参 考 文 献

［1］李子孝,王春娟,王伊龙,等.卒中临床诊疗和疾病管理核心数据元及定义专家共识［J］.中国卒中杂志,2020,15(4):85-103.

［2］崔丽英.脑卒中防治［M］.北京:科学出版社,2011.

［3］《中国脑卒中防治报告》编写组.《中国脑卒中防治报告2019》概要［J］.中国脑血管病杂志,2020,17(5):272-281.

［4］贾建平,陈生弟.神经病学［M］.7版.北京:人民卫生出版社,2013.

［5］王陇德,刘建民,杨弋,等.我国脑卒中防治仍面临巨大挑战:《中国脑卒中防治报告2018》概要［J］.中国循环杂志,2019,34(2):105-119.

［6］黄华,金新亮.论习近平卫生与健康重要论述的时代价值［J］.中国医学伦理学,2020,33(8):1004-1008.

［7］王萍,韩耀风,赵天予,等.中国人群脑卒中发病影响因素Meta分析［J］.现代预防医学,2016,43(16):2893-2896.

［8］蔡兆斌.国内外院前急救现状与展望［J］.中华急诊医学杂志,2010,19(7):775-777.

［9］吕传柱.灾难医学与院前急救［J］.中华急诊医学杂志,2007,16(9):901-903.

［10］杨朝福.院前急救医学服务模式综述［J］.医学信息(上旬刊),2011,24(18):6299-6300.

［11］王陇德,毛群安,张宗久.中国脑卒中防治报告(2018)［M］.北京:人民卫生出版社,2018:4-5.

［12］中华医学会神经病学分会,中华医学会神经病学分会脑血管病学组.中国急性缺血性脑卒中诊治指南2018［J］.中华神经科杂志,2018,51(9):666-682.

［13］许洁,吴毅,路微波.脑卒中复发的防治新进展［J］.中国全科医学,2011,14(29):3320-3321.

［14］李敏,王峥,韩维嘉,等.糊状饮食对中度吞咽障碍老年患者营养状态及吞咽功能的影响［J］.护理学报,2014(9):47-51.

［15］杨蓉,冯灵.神经内科护理手册［M］.2版.北京:科学出版社,2015:385-396.

［16］吕孟菊,柳俊杰,王艳冬.首发脑卒中患者吞咽障碍居家饮食护理方案的制订及应用［J］.中华护理杂志,2019,54(7):975-981.

［17］刘娜,刘佳.2型糖尿病合并脑卒中患者饮食治疗的护理干预效果［J］.中国现代医药杂志,2008(11):116-117.

［18］赵逢玲.饮食护理干预在脑卒中患者中的应用［J］.齐鲁护理杂志(上旬刊),2011,

17(11):77-78.

[19] 杨小平,李翔,许樟荣,等.2型糖尿病患者饮食治疗依从性与代谢控制关系的调查研究[J].中华护理杂志,2010,45(7):624-626.

[20] 孙长颢.营养与食品卫生学[M].8版.北京:人民卫生出版社,2017.

[21] 中国营养学会.中国居民膳食营养素参考摄入量速查手册:2013版[M].北京:中国标准出版社,2014.

[22] 中国营养学会.中国居民膳食指南(2016)[M].北京:人民卫生出版社,2016.

[23] 中国营养学会.食物与健康:科学证据共识[M].北京:人民卫生出版社,2016.

[24] 翟宇,杨劲.饮食维生素K对华法林抗凝稳定性的影响[J].中国临床药理学与治疗学,2020,25(6):709-715.

[25] 任夏洋,丛明华.食物与药物的相互作用[J].肿瘤代谢与营养电子杂志,2019,5(1):7-12.

[26] 王晓丽.重视常用口服药物与食物间关系[J].中国医药指南,2013,11(4):688-689.

[27] 戴伦.吸烟危害心血管健康,影响药物疗效[J].医师在线,2019,9(15):36.

[28] 饶明俐.中国脑血管病防治指南[M].北京:人民卫生出版社,2007.

[29] 叶景虹,龚向真,姚文,等.规律的有氧运动在脑卒中一级预防中的作用[J].中国老年学杂志,2013,33(6):1454-1456.

[30] 美国运动医学学会.ACSM运动测试与运动处方指南(第九版)[M].北京:北京体育大学出版社,2014.

[31] 尤黎明,吴瑛.内科护理学[M].北京:人民卫生出版社,2014.

[32] 中华医学会糖尿病学分会.中国糖尿病运动治疗指南[M].北京:中华医学电子音像出版社,2012.

[33] 李昂,郭建军,张俊清,等.把控体医融合背景下糖尿病运动康复的内涵和方向[J].中华糖尿病杂志,2019,11(9):573-576.

[34] 中华医学会糖尿病学分会.中国2型糖尿病防治指南(2017年版)[J].中华糖尿病杂志,2018,10(1):4-67.

[35] 吕家爱,陈德喜.体医结合模式运动干预对糖尿病患者控制效果评估[J].公共卫生与预防医学,2016,27(3):88-90.

[36] 国家卫生健康委员会疾病预防控制局,国家心血管病中心,中国医学科学院阜外医院,等.中国高血压健康管理规范(2019)[J].中华心血管病杂志,2020,48(1):10-46.

[37] 胡盛寿,高润霖,刘力生,等.《中国心血管病报告2018》概要[J].中国循环杂志,2019,34(3):209-220.

[38] 中华医学会心血管病学分会预防学组,中国康复医学会心血管病专业委员会.冠心病患者运动治疗中国专家共识[J].中华心血管病杂志,2015,43(7):575-588.

[39] 任美书,雨田.高血脂自控自防自疗[M].赤峰:内蒙古科学技术出版社,2009.

[40] 刘亮,张静,卢红元,等.运动疗法联合饮食控制对高血压、高血脂患者血压、血脂的

疗效[J].心血管康复医学杂志,2016,25(4):349-352.

[41] 朱孔娟,曹亚君.膳食营养联合运动指导对高血脂症患者血脂的影响[J].当代护士（中旬刊）,2020,27(8):14-16.

[42] 苗华,张旭,赵英永.基于代谢组学研究有氧运动对高脂血症的治疗作用及其生物化学作用机制[J].北京体育大学学报,2015,38(12):78-82,101.

[43] 汪轩霆.不同运动方案对肥胖青年及少年减肥效果的Meta分析[D].呼和浩特:内蒙古师范大学,2019.

[44] 王陇德,白书忠,陈君石,等.健康管理师基础知识[M].北京:人民卫生出版社,2014:1-2.

[45] 裴海泓.体育[M].6版.北京:人民卫生出版社,2018.

[46] 沈洪兵,齐秀英.流行病学[M].9版.北京:人民卫生出版社,2018.

[47] 王文志,龚涛,刘鸣,等.中国脑血管病一级预防指南2019[J].中华神经科杂志,2019,52(9):684-709.

[48] 苏清清,皮红英,闻智,等.2型糖尿病患者体质量控制及自我管理行为现状调查[J].解放军医学院学报,2019,40(3):207-210,251.

[49] 王德征,王冲,王卓.自我效能对2型糖尿病患者自我管理行为影响的研究进展[J].中国慢性病预防与控制,2018,26(7):546-549.

[50] 方敏,徐俊利.社区糖尿病患者自我管理对糖尿病视网膜病变的影响[J].解放军医院管理杂志,2018,25(1):6-11.

[51] 万巧琴,王群,尚少梅.2型糖尿病患者自我管理行为与应对方式的相关性[J].解放军护理杂志,2008,25(2):18-20,23.

[52] 郑森爽,成娟,王媛,等.基于结构方程模型的社区糖尿病患者糖尿病认知与自我管理分析[J].中国全科医学,2017,20(29):3669-3674.

[53] 刘艳飞,陈伟菊,许万萍,等.基于奥马哈系统延续护理对2型糖尿病患者自我管理能力的影响[J].护理学报,2015,22(10):34-39.

[54] 孙晓敏,黄晓萍,袁翠萍,等.健康信念和应对方式对2型糖尿病患者自我管理行为的影响[J].护理学报,2012,19(1):8-11.

[55] 鲜雪梅,楼青青,朱君亚.糖尿病患者健康行为的研究现状[J].中华护理杂志,2011,46(7):722-724.

[56] 李菲,蔡雪,宋开兰.糖尿病患者自我效能干预的研究进展[J].护理学报,2017,24(5):26-29.

[57] 何叶,绳宇.同伴支持对提高社区空巢老年糖尿病患者生活质量的效果评价[J].中国护理管理,2015,15(5):599-604.

[58] 中国康复医学会心血管病专业委员会.《中国心脏康复与二级预防指南2018》精要[J].中华内科杂志,2018,57(11):802-810.

[59] 中华医学会心血管病学分会,中国康复医学会心血管病专业委员会,中国老年学学会心脑血管病专业委员会.冠心病康复与二级预防中国专家共识[J].中华心血管病

杂志,2013,41(4):267-275.

[60] 中华医学会心血管病学分会介入心脏病学组,中华医学会心血管病学分会动脉粥样硬化与冠心病学组,中国医师协会心血管内科医师分会血栓防治专业委员会,等.稳定性冠心病诊断与治疗指南[J].中华心血管病杂志,2018,46(9):680-694.

[61] 中国医师协会外科医师分会肥胖和糖尿病外科医师委员会.肥胖代谢外科修正手术东亚专家共识(2018)[J].中华肥胖与代谢病电子杂志,2018,4(1):1-4.

[62] 国家卫生计生委合理用药专家委员会,中国药师协会.冠心病合理用药指南(第2版)[J].中国医学前沿杂志(电子版),2018,10(6):1-130.

[63] 向定成,曾定尹,霍勇.冠状动脉痉挛综合征诊断与治疗中国专家共识[J].中国介入心脏病学杂志,2015,23(4):181-186.

[64] 中国医师协会心力衰竭专业委员会,国家心血管病专家委员会心力衰竭专业委员会,《中华心力衰竭和心肌病杂志》编辑委员.伊伐布雷定临床应用中国专家共识[J].中华心力衰竭和心肌病杂志,2020,4(2):84-91.

[65] 黄从新,张澍,黄德嘉,等.心房颤动:目前的认识和治疗的建议-2018[J].中国心脏起搏与心电生理杂志,2018,32(4):315-368.

[66] 井永法,邢秀敏,王思洁.简析综合公立医院健康管理服务新模式[J].科技经济导刊,2019,27(30):216.

[67] 艾丹丹,陈辰,吴婷婷,等.基于全科团队和分级诊疗的基层健康管理模式优化探讨[J].卫生经济研究,2019,36(6):20-23.

[68] 詹青,王丽晶.2016 AHA/ASA成人脑卒中康复治疗指南解读[J].神经病学与神经康复学杂志,2017,13(1):1-9.

[69] 中国老年保健医学研究会老龄健康服务与标准化分会,《中国老年保健医学》杂志编辑委员会,北京小汤山康复医院.中国高龄脑卒中患者康复治疗技术专家共识[J].中国老年保健医学,2019,17(1):3-16.

[70] 王雅琴,朱玲.慢病健康管理新共识新实践[J].健康中国观察,2020(8):53-55.

[71] 马力,张亚清,王晨.发挥全科医生作用,构建立体化卒中防治体系[J].中国卒中杂志,2020,15(2):115-118.

[72] 王烨菁,倪一宏,张艳,等.脑卒中患者社区康复网络建设现状的定性访谈研究[J].中国初级卫生保健,2019,33(6):45-47.

[73] 陈妮娜,吴浩,于海洋,等.智慧家医结合家庭医生签约服务模式对社区中青年高血压患者的管理效果[J].中华高血压杂志,2019,27(6):575-578.

[74] 中国脑梗死急性期康复专家共识组.中国脑梗死急性期康复专家共识[J].中华物理医学与康复杂志,2016,38(1):1-6.

[75] 中华医学会神经病学分会,中华医学会神经病学分会神经康复学组,中华医学会神经病学分会脑血管病学组.中国脑卒中早期康复治疗指南[J].中华神经科杂志,2017,50(6):405-412.

[76] 上海市康复医学会心脏康复专业委员会,《脑卒中合并稳定性冠心病运动康复专家

共识》编写组. 脑卒中合并稳定性冠心病运动康复专家共识[J]. 中国康复医学杂志,
2018,33(4):379－384.

[77] 滑美焕,黄小茜,孙强,等. 重复经颅磁刺激治疗血管性认知损害[J]. 国际脑血管病
杂志,2019,27(2):142－146.

[78] 中国卒中学会,卒中后认知障碍管理专家委员会. 卒中后认知障碍管理专家共识
[J]. 中国卒中杂志,2017,12(6):519－531.

[79] 郭起浩,洪震. 神经心理评估[M]. 2版. 上海:上海科学技术出版社,2016:140－150,
273－281,352－362,363－367.

[80] 中华医学会物理医学与康复学分会,岳寿伟,何成奇. 物理医学与康复学指南与共识
[M]. 北京:人民卫生出版社,2019.

[81] 中华医学会神经病学分会,中华医学会神经病学分会神经康复学组,中华医学会神
经病学分会脑血管病学组. 中国脑卒中早期康复治疗指南[J]. 中华神经科杂志,
2017,50(6):405－412.

[82] 中国吞咽障碍康复评估与治疗专家共识组. 中国吞咽障碍评估与治疗专家共识
(2017年版)第一部分 评估篇[J]. 中华物理医学与康复杂志,2017,39(12):
881－892.

[83] 窦祖林. 吞咽障碍评估与治疗[M]. 2版. 北京:人民卫生出版社,2017.

[84] 卒中患者吞咽障碍和营养管理中国专家组. 卒中患者吞咽障碍和营养管理的中国专
家共识(2013版)[J]. 中国卒中杂志,2013,8(12):973－983.

[85] 刘婷,徐敏. 脑卒中患者吞咽障碍早期筛查工具的研究进展[J]. 护理与康复,2019,
18(7):41－44.

[86] 赵小芳,姜春燕. 老年人常用营养风险筛查工具的研究进展[J]. 中国全科医学,
2018,21(22):2768－2772.

[87] 中华医学会神经病学分会,中华医学会神经病学分会脑血管病学组. 中国急性脑梗
死后出血转化诊治共识2019[J]. 中华神经科杂志,2019,52(4):252－265.

[88] 中华医学会肠外肠内营养学分会神经疾病营养支持学组. 神经系统疾病肠内营养支
持操作规范共识(2011版)[J]. 中华神经科杂志,2011,44(11):787－791.

[89] 李军,罗吉辉. 急诊室危重症创伤死亡患者的危险因素分析及急救干预方法探究
[J]. 中国急救复苏与灾害医学杂志,2016,11(2):113－115.

[90] 许晓辉,费钰江. 让急救更快捷:医院院前院内一体化急救信息系统建设[J]. 信息化
建设,2019(3):61－62.

[91] 沈吉,王烈. 急诊专科信息系统功能与应用[J]. 中国数字医学,2019,14(8):66－
67,70.

[92] 张娅. 急诊一体化护理信息系统对急性缺血性脑卒中病人救治效率及效果的影响
[J]. 全科护理,2019,17(23):2879－2881.

[93] 徐蕾,潘其明,施佳毅. 基于医院信息集成平台的急诊管理信息系统建设[J]. 中国数
字医学,2019,14(4):54－56.

［94］李静.智能化急诊分诊标准信息系统的设计和应用［J］.临床医药文献电子杂志，2018，5（65）：189，191.

［95］潘军飞，顾炜.全闭环模式下的急救信息系统建设［J］.医学信息，2018，31（7）：14－17.

［96］达志，季学丽，张丽.急性缺血性脑卒中绿色通道信息化建设与应用［J］.护理学报，2019，26（14）：19－21.

［97］李世宏.社区脑卒中高危人群筛查的信息化探索与建议［J］.中国社区医师，2019，35（18）：178－179.

［98］武美茹，张冉，梁建姝，等.基于信息系统的三级审核模式对改善脑卒中风险表单评估准确性的研究［J］.护士进修杂志，2019，34（3）：203－206.

［99］饶东.脑卒中急救专科护士引导的卒中院内救治模式构建与评价［D］.上海：中国人民解放军海军军医大学，2019.

［100］于庆，杨雪，陈述.绿色信息网络通道平台支撑脑卒中快速救治［J］.中国卫生产业，2019，16（8）：163－164.

［101］中华医学会神经病学分会，中华医学会神经病学分会脑血管病学组.中国重症脑血管病管理共识2015［J］.中华神经科杂志，2016，49（3）：192－202.

［102］中华医学会神经病学分会，中华医学会神经病学分会脑血管病学组.中国脑出血诊治指南（2014）［J］.中华神经科杂志，2015，48（6）：435－444.

［103］中国卒中学会，中国卒中学会神经介入分会，中华预防医学会卒中预防与控制专业委员会介入学组.急性缺血性卒中血管内治疗中国指南2018［J］.中国卒中杂志，2018，13（7）：706－729.

［104］蔡媛媛，黄丹，李丽荣.卒中相关肺炎及其干预措施［J］.中国实验诊断学，2018，22（7）：1275－1277.

［105］中华医学会肠外肠内营养学分会神经疾病营养支持学组，中华医学会神经病学分会神经重症协作组，中国医师协会神经内科医师分会神经重症专业委员会，等.神经系统疾病肠内营养支持中国专家共识（第二版）［J］.中华临床营养杂志，2019，27（4）：193－203.

［106］王炜，王鲁宁."蒙特利尔认知评估量表"在轻度认知损伤患者筛查中的应用［J］.中华内科杂志，2007，46（5）：414－416.

［107］王荫华.如何提高认知功能障碍相关量表在临床的应用［J］.中华内科杂志，2005（9）：78－79.

［108］张缨，岳寿伟.脑卒中后排泄障碍［J］.中国临床康复，2003（5）：721－723.

［109］段广军，万周，张君，等.脑卒中后2w抑郁障碍对脑卒中复发的影响［J］.中国老年学杂志，2015（10）：2705－2706.

［110］中国医师协会神经内科医师分会神经心理与情感障碍专业委员会.卒中后抑郁临床实践的中国专家共识［J］.中国卒中杂志，2016，11（8）：685－693.

［111］李永平，俞莉，龙建成.医院云随访系统平台建立与应用［J］.中国医学装备，2018，

15(12):121-124.

[112] 钟南山,曾广翘.慢性呼吸疾病的防治策略[J].中国临床保健杂志,2020,23(1):1-4.

[113] 国务院关于实施健康中国行动的意见(国发〔2019〕13号)[EB/OL].(2019-07-15)[2020-09-10].http://www.gov.cn/zhengce/content/2019-07/15/content_5409492.htm.

[114] 李莉,赵鑫,班茹,等.急性大血管闭塞性脑卒中血管内治疗的研究进展[J].中华老年心脑血管病杂志,2020,22(5):553-555.

[115] 范婧慧,蔡忠香,杨欣,等.应对新型冠状病毒肺炎的护理人力资源管理模式的探讨[J].中国呼吸与危重监护杂志,2020,19(2):134-136.

[116] 董漪,桂莉,郑华光,等.2019 AHA/ASA 急性缺血性卒中早期管理指南全面解读(上)[J].中国卒中杂志,2019,14(12):1263-1269.

[117] 董漪,桂莉,郑华光,等.2019 AHA/ASA 急性缺血性卒中早期管理指南全面解读(下)[J].中国卒中杂志,2020,15(1):63-74.

[118] 凌艳,李曦,陆文玲,等.云随访管理胃癌晚期疼痛患者的效果评价[J].罕少疾病杂志,2019,26(4):70-72.

[119] 虞海平,戴卉,俞宙,等.慢病随访系统的现状调研及借鉴[J].江苏卫生事业管理,2019(7):852-856.

[120] 国务院医改办.关于印发推进家庭医生签约服务指导意见的通知[EB/OL].(2016-06-06)[2019-01-13].http://www.gov.cn/xinwen/2016-06/06/content_5079984.htm.

[121] 国家卫生健康委员会.关于进一步加强脑卒中诊疗管理相关工作的通知[EB/OL].(2018-04-26)[2018-08-15].http://www.nhc.gov.cn/yzygj/s7659/201804/d79dfff31feb4ab7960f827a5ea27d26.shtml.

[122] 国家卫生健康委员会,国家卫生计生委办公厅.国家中医药管理局办公室关于印发脑卒中综合防治工作方案的通知[EB/OL].(2016-12-09)[2019-08-15].http://www.nhc.gov.cn/jkj/s5879/2016-12/cef09e0c26744df38fa710d3c0da75ce.shtml.

[123] 1名护士照顾44名新冠肺炎患者 行业护理人员缺口近300万[EB/OL].(2020-02-28)[2020-09-10].https://baijiahao.baidu.com/s?id=16597844367142092358&wfr=spider&for=pc.

[124] 中华医学会神经病学分会,中华医学会神经病学分会脑血管病学组.中国缺血性卒中和短暂性脑缺血发作二级预防指南2022[J].中华神经科杂志,2022,55(10):1071-1110.

[125] American Diabetes Association. Standards of medical care for patients with diabetes mellitus(position statement)[J]. Diabetes Care, 2002, 25(Suppl 1):S33-S49.

[126] GOSMANOV A R, UMPIERREZ G E. Medical nutrition therapy in hospitalized patients with diabetes[J]. Curr Diab Rep, 2012,12(1):93-100.

[127] REEVES M J, VAIDYA R S, FONAROW G C, et al. Quality of care and outcomes in patients with diabetes hospitalized with ischemic stroke: findings from get with the guidelines-stroke[J]. Stroke, 2010,41(5): e409-e417.

[128] PUTAALA J, LIEBKIND R, GORDIN D, et al. Diabetes mellitus and ischemic stroke in the young: clinical features and long-term prognosis[J]. Neurology, 2011,76(21):1831-1837.

[129] American Diabetes Association. Standards of medical care in diabetes 2009[J]. Diabetes Care, 2009,32(S1):S13-S61.

[130] WILLEY J Z, MOON Y P, PAIK M C, et al. Physical activity and risko ischemic stroke in the Northern Manhattan Study[J]. Neurology, 2009,73(21): 1774-1779.

[131] GREEN D J, O'DRISCOLL G, JOYNER M J, et al. Exercise and cardiovascular risk reduction: time to update the rationale for exercise? J Appl Physiol, 2008, 105(2):766-768.

[132] LEE C D, FOLSOM A R, BLAIR S N. Physical activity and stroke risk: ameta-analysis[J]. Stroke, 2003,34(10):2475-2481.

[133] LOPES S, MESQUITA-BASTOS J, ALVES A J, et al. Exercise as a tool for hypertension and resistant hypertension management: current insights[J]. Integr Blood Press Control, 2018,11:65-71.

[134] ANDERSON L, THOMPSON D R, OLDRIDGE N, et al. Exercise-based cardiac rehabilitation for coronary heart disease[J]. Cochrane Database Syst Rev, 2016,2016(1): CD001800.

[135] KARIO K, PICKERING T G, UMEDA Y, et al. Morning surge in blood pressure as a predictor of silent and clinical cerebrovascular disease in elderly hypertensives: a prospective study[J]. Circulation, 2003,107(10):1401-1406.

[136] MULLER J E, ABELA G S, NESTO R W, et al. Triggers, acute risk factors and vulnerable plaques: the lexicon of a new frontier[J]. J Am Coll Cardiol, 1994,23(3):809-813.

[137] LI Y, THIJS L, HANSEN T W, et al. Prognostic value of the morning blood pressure surge in 5645 subjects from 8 populations[J]. Hypertension, 2010,55: 1040-1048.

[138] PICKERING T G, MILLER N H, OGEDEGBE G, et al. Call to action on use and reimbursement for home blood pressure monitoring: executive summary: a joint scientific statement from the American Heart Association, American Society of Hypertension, and Preventive Cardiovascular Nurses Association [J].

Hypertension, 2008,52(1):1 - 9.

[139] AGARWAL R, ANDERSEN M J. Prognostic importance of ambulatory blood pressure recordings in patients with chronic kidney disease[J]. Kidney Int, 2006, 69:1175 - 1180.

[140] ASAYAMA K, OHKUBO T, KIKUYA M, et al. Prediction of stroke by self-measurement of blood pressure at home versus casual screening blood pressure measurement in relation to the Joint National Committee 7 classification: the Ohasama study[J]. Stroke, 2004,35:2356 - 2361.

[141] NIIRANEN T J, HÄNNINEN M R, JOHANSSON J, et al. Home-measured blood pressure is a stronger predictor of cardiovascular risk than office blood pressure: the Finn-Home study[J]. Hypertension, 2010,55(6):1346 - 1351.

[142] UHLIG K, PATEL K, IP S, et al. Self-measured blood pressure monitoring in the management of hypertension: a systematic review and meta-analysis[J]. Ann Intern Med, 2013,159(3):185 - 194.

[143] AGARWAL R, BILLS J E, HECHT T J W, et al. Role of home blood pressure monitoring in overcoming therapeutic inertia and improving hypertension control: a systematic review and meta-analysis[J]. Hypertension, 2011,57(1):29 - 38.

[144] MANCIA G, FAGARD R, NARKIEWICZ K, et al. 2013 ESH/ESC guidelines for the management of arterial hypertension: the Task Force for the management of arterial hypertension of the European Society of Hypertension(ESH) and of the European Society of Cardiology (ESC)[J]. J Hypertens, 2013,34(28):2159 - 2219.

[145] MENGDEN T, HERNANDEZ M R M, BELTRAN B, et al. Reliability of reporting self-measured blood pressure values by hypertensive patients[J]. Am J Hypertens, 1998,11(12):1413 - 1417.

[146] ASMAR R, ZANCHETTI A. Guidelines for the use of self-blood pressure monitoring: a summary report of the First International Consensus Conference. Groupe Evaluation & Measure of the French Society of Hypertension [J]. J Hypertens, 2000,18(5):493 - 508.

[147] BEEVERS G, LIP G Y, O'BRIEN E. ABC of hypertension: blood pressure measurement. Part II. conventional sphygmomanometry: technique of auscultatory blood pressure measurement[J]. BMJ, 2001, 322 (7293):1043 - 1047.

[148] WHELTON P K, CAREY R M, ARONOW W S, et al. 2017 ACC/AHA/AAPA/ABC/ACPM/AGS/APhA/ASH/ASPC/NMA/PCNA guideline for the prevention, detection, evaluation, and management of high blood pressure in adults: a report of the American College of Cardiology/American Heart

Association Task Force on Clinical Practice Guidelines[J]. Hypertension, 2018, 71(6): e13 - e15.

[149] WILLIAMS B, MANCIA G, SPIERING W, et al. 2018 ESC/ESH Guidelines for the management of arterial hypertension[J]. Eur Heart J, 2018,39(33):3021 - 3104.

[150] VAN DER WARDT V, HARRISON J K, WELSH T, et al. Withdrawal of antihypertensive medication: a systematic review[J]. J Hypertens, 2017,35(9): 1742 - 1749.

[151] YUSUF S, HAWKEN S, OUNPUU S, et al. Effect of potentially modifiable risk factors associated with myocardial infarction in 52 countries (the INTERHEART study): case-control study[J]. Lancet, 2004,364(9438):937 - 952.

[152] American Diabetes Association. Improving care and promoting health in populations: standards of medical care in diabetes-2020[J]. Diabetes Care, 2020, 43(Suppl 1):S7 - S13.

[153] MYERS J, PRAKASH M, FROELICHER V, et al. Exercise capacity and mortality among men referred for exercise testing[J]. N Engl J Med, 2002, 346(11):793 - 801.

[154] STEWART R A H, HELD C, HADZIOSMANOVIC N, et al. Physical activity and mortality in patients with stable coronary heart disease[J]. J Am Coll Cardiol, 2017,70(14):1689 - 1700.

[155] CHUGH S S, HAVMOELLER R, NARAYANAN K, et al. Worldwide epidemiology of atrial fibrillation: a Global Burden of Disease 2010 Study[J]. Circulation, 2014,129(8):837 - 847.

[156] CAMM A J, KIRCHHOF P, LIP G Y H, et al. Guidelines for the management of atrial fibrillation: the Task Force for the Management of Atrial Fibrillation of the European Society of Cardiology (ESC)[J]. Europace, 2010,12(10):1360 - 1420.

[157] WORTHINGTON J M, GATTELLARI M. Dabigatran versus warfarin in patients with atrial fibrillation [J]. N Engl J Med, 2009,361(27):2672 - 2673.

[158] HÜNLICH M, TREMBLE S M, BEGIN K J, et al. Atrial contractile protein content and function are preserved in patients with coronary artery disease and atrial fibrillation[J]. Coron Artery Dis, 2010,21(6):357 - 362.

[159] PICCINI J P, FAUCHIER L. Rhythm control in atrial fibrillation[J]. Lancet, 2016,388(10046):829 - 840.

[160] KIRCHHOF P, BENUSSI S, KOTECHA D, et al. 2016 ESC Guidelines for the management of atrial fibrillation developed in collaboration with EACTS[J].

European Heart Journal, 2016,37(38): 2893 - 2962.

[161] JANUARY C T, WANN L S, ALPERT J S, et al. 2014 AHA/ACC/HRS guideline for the management of patients with atrial fibrillation: a report of the American College of Cardiology/American Heart Association Task Force on Practice Guidelines and the Heart Rhythm Society[J]. J Am Coll Cardiol, 2014, 64(21): e1 - e76.

[162] BLACQUIERE D, LINDSAY M P, FOLEY N, et al. Canadian stroke best practice recommendations: telestroke best practice guidelines update 2017[J]. Int J Stroke, 2017,12(8):886 - 895.

[163] TEASELL R, SALBACH N M, FOLEY N, et al. Canadian stroke best practice recommendations: rehabilitation, recovery, and community participation following stroke. part one: rehabilitation and recovery following stroke; 6th edition update 2019[J]. Int J Stroke, 2020,15(7):763 - 788.

[164] Correction to: guidelines for the early management of patients with acute ischemic stroke: 2019 update to the 2018 guidelines for the early management of acute ischemic stroke: a guideline for healthcare professionals from the American Heart Association/American Stroke Association[J]. Stroke, 2019,50(12): e440 - e441.

[165] MOZAFFARIAN D, BENJAMIN E J, GO A S, et al. Heart disease and stroke statistics-2015 update: a report from the American Heart Association [J]. Circulation, 2015,131(4): e29 - e322.

[166] QU Y J, ZHUO L, Li N, et al. Prevalence of post-stroke cognitive impairment in China: a community-based, cross-sectional study[J]. PLOS One, 2015,10(4): e0122864.

[167] RODRiGUEZ GARCiA P L, RODRiGUEZ GARCiA D. Diagnosis of vascular cognitive impairment and its main categories[J]. Neurología, 2015,30(4):223 - 239.

[168] WARDLAW J M, SMITH E E, BIESSELS G J, et al. Neuroimaging standards for research into small vessel disease and its contribution to ageing and neurodegeneration[J]. The Lancet Neurology, 2013, 12(8):822 - 838.

[169] CHEN K L, XU Y, CHU A Q, et al. Validation of the Chinese version of Montreal Cognitive Assessment Basic for screening mild cognitive impairment[J]. Journal of the American Geriatrics Society, 2016,64(12): e285 - e290.

[170] KENNEDY R E, WADLEY V G, MCCLURE L A, et al. Performance of the NINDS-CSN 5-minute protocol in a national population-based sample[J]. Journal of the International Neuropsychological Society, 2014,20(8):856 - 867.

[171] WINSTEIN C J, STEIN J, ARENA R, et al. Guidelines for adult stroke rehabilitation and recovery: a guideline for healthcare professionals from the

American Heart Association/American Stroke Association[J]. Stroke，2016，47(6)：e98 - e169.

[172] ESKES G A，LANCTÔT K L，HERRMANN N，et al. Canadian stroke best practice recommendations：mood，cognition and fatigue following stroke practice guidelines，update 2015[J]. Int J Stroke，2015,10(7)：1130 - 1140.

[173] EDMIASTON J，CONNOR L T，LOEHR L，et al. Validation of a dysphagia screening tool in acute stroke patients[J]. Am J Crit Care，2010,19(4)：357 - 364.

[174] WU X，ZHU B，FU L，et al. Prevalence,incidence,and mortality of storke in the Chinese island populations：a systematic review[J]. PLoS One，2013,8(11)：e78629.

[175] LINDLEY R I，WARDLAW J M，SANDERCOCK P A G,et al. Frequency and risk factors for spontaneous hemorrhagic transformation of cerebral infarction[J]. J Stroke Cerebrovasc Dis，2004,13(6)：235 - 246.

[176] TOWNEND E，BRADY M，MCLAUGHLAN K. A systematic evaluation of the adaptation of depression diagnostic methods for stroke survivors who have aphasia [J]. Stroke，2007,38(11)：3076 - 3083.

[177] LI M，ZHANG X W，HOU W S，et al. Impact of depression on incident stroke：a meta-analysis[J]. Int J Cardiol，2015,180(1)：103 - 110.